プチナース

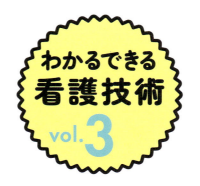

わかるできる
看護技術
vol.3

根拠からわかる！ 実習で実践できる！

フィジカル
アセスメント

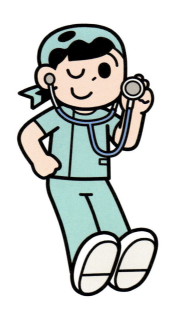

著
中村充浩

照林社

Mitsuhiro

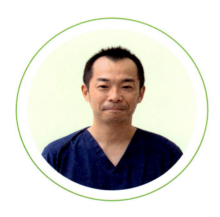

著者紹介

中村 充浩

東京有明医療大学看護学部看護学科・講師
長野県看護大学看護学部卒業後、諏訪中央病院訪問看護ステーション、内科病棟、ICU病棟に勤務。2009年長野県看護大学を経て、2010年より東京有明医療大学看護学部。2006年長野県看護大学大学院博士前期課程修了。修士（看護学）。看護師、保健師、アマチュア無線技士。好きな食べ物はとり肉料理全般。

Nakamura

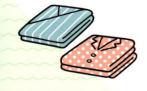
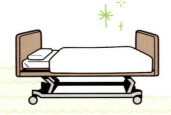
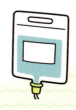
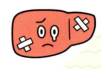

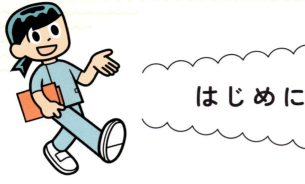

はじめに

　この書籍は、2019年2月に発行された『わかる！　使える！　バイタルサイン・フィジカルアセスメント』をブラッシュアップした内容となっています。改訂では、学生さんが患者さんを深く理解するために知っておくべき技術を幅広く網羅することをめざして内容を拡充させ、改訂前の152ページから208ページと大幅にページ数を増やしました。フィジカルアセスメントを理解するうえで不可欠な解剖生理学の内容も充実させて、1冊で基礎からしっかりと学べる構成としました。これにより、学生さんが学内演習や臨地実習ですぐにわかるように、できるように、理論と実践の両面をサポートする書籍になっています。

　医療技術が飛躍的に進歩し、新しい治療法が次々と開発される一方で、患者さんから直接話を聞き、直接身体に触れて情報を収集するという看護の基本的な姿勢は変わりません。むしろ、その重要性はさらに増しているといえるでしょう。フィジカルアセスメントは、看護の対象である患者さんを理解し、適切なケアを提供するための基盤となる重要な技術の1つです。フィジカルアセスメントを修得することで、患者さんの身体の内部で起こっていることを把握し、病状を正確に理解することが可能となります。

　さらに、フィジカルアセスメントには患者さんとのコミュニケーションや信頼関係の構築に役立つ側面もあります。患者さんの身体に触れることで、患者さんは自分の苦しみや不安の原因となっている「病気」を理解しようと努める看護師への信頼感を深めるきっかけとなるでしょう。この信頼関係は、看護の質を高める大きな要素となるはずです。

　本書を通じて、看護学生のみなさんがフィジカルアセスメントの技術を磨き、患者さんに寄り添い、質の高い看護を提供できるようになりますように。

2024 年9月

中村充浩

本書の使い方

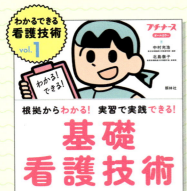
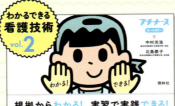
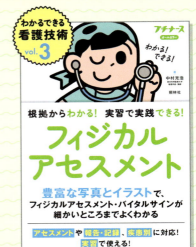

vol.1〜2の目次はP.X参照

- わかるできる看護技術シリーズは、「**わかる**」→「**できる**」をキーワードに、看護学生が看護技術を**ビジュアルで視覚的に理解**できるように、カラー写真・イラスト・図表を中心に、**技術の理解や実践に欠かせない根拠や注意点**などを踏まえて、詳しく解説した書籍シリーズです。
- シリーズvol.3『根拠からわかる！ 実習で実践できる！ フィジカルアセスメント』では、「看護師等養成所の運営に関する指導ガイドライン」に準拠して「**バイタルサインの測定**」「**フィジカルアセスメント**」を取り上げています（指導ガイドラインと収載内容の対照表は**P.Ⅷ**を参照ください）。
- 看護技術の「コツ」をつかむために、根拠、注意点、ポイントなどを詳細に記していますので、**演習だけでなく実習でしっかり実践できる**ようになっています。
- 写真・イラストを豊富に使い手順を細部まで記していますので、**知りたい技術の手順だけ**確認することも可能です。資料として実習メモに貼れるサイズで簡略化した手順も巻末に掲載しています。ご自身に合った方法で活用してください。

本書の特徴

1 看護技術の「基礎知識」や「手順」がビジュアルでわかる

2 技術の理解や実践に欠かせない「根拠」や「注意点」がわかりやすい

3 「項目別」「系統別」に主要な項目を網羅し、1冊で広く・深い知識が得られる

4 実習で役立つ「疾患別」のアセスメントも身につけられる

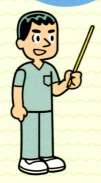

- 巻末には、本書で扱った看護技術の手順書を掲載しており、確認に便利です。コピーして実習中のメモ帳に貼れば、実施前の物品の確認や手順の確認ができます。
- 本書で紹介している手技・ケア等は、著者が臨床例をもとに展開しています。実践により得られた方法を普遍化すべく努力しておりますが、万一、本書の記載内容によって不測の事態等が起こった場合、著者、出版社はその責を負いかねますことをご了承ください。
- 人体や看護技術に関する数値・検査値は、成書を参考に汎用されている数値に基づいています。
- 検査基準値は測定法によっても異なり、各施設でそれぞれ設定されているものも多くあります。本書を活用する際には、あくまでも参考になる値としてご利用ください。

本書の構成

1 基礎知識を確認しよう

わかっているようで意外と抜けている基礎のキソ。専門用語の解説から機器や測定法の種類まで、豊富なイラストと写真で確認しましょう。

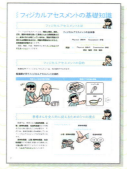
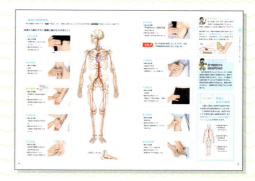

2 技術の流れを学ぼう

バイタルサイン測定、フィジカルイグザミネーションの実際の手技を解説しています。1ステップずつ、根拠やコツ、注意点を交えたていねいな解説で技術がよくわかります。

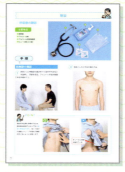

3 アセスメント（評価）のしかた、異常時のポイントを知ろう

バイタルサイン測定やフィジカルイグザミネーションの結果をアセスメントへとつなげる方法を、基準値から異常時のケア・観察ポイントといっしょに理解できます。

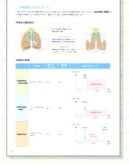
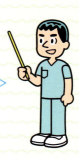

実習で必要な根拠・知識をぎゅっと凝縮して解説します

4 状態・疾患・経過別のフィジカルアセスメントに活かそう

最後は実習で必要な状態・疾患・経過別のフィジカルアセスメントをマスター！ ページ下部の Link で、関連項目もすぐに調べられます。

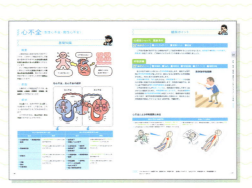
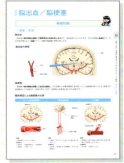

CONTENTS

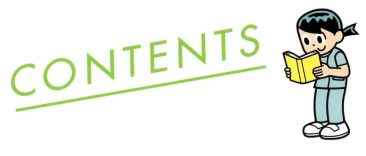

はじめに ……………………………………………………………… III
本書の使い方 ………………………………………………………… IV
「指導ガイドライン」と収載内容の対照表 ………………………… VIII
vol.1基礎看護技術、vol.2臨床看護技術の収載内容 ……………… X

1 基礎知識をマスターしよう ……………………………………… 1

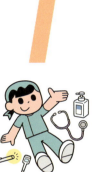

フィジカルアセスメントの基礎知識 …………………………… 2
- フィジカルアセスメントとは …………………………………… 2
- フィジカルアセスメントの目的 ………………………………… 2
- 患者さんを全人的に捉えるための3つの視点 ………………… 2
- フィジカルアセスメントの順番 ………………………………… 3
- フィジカルアセスメントのすすめかた ………………………… 3
- フィジカルアセスメント実施時の注意点 ……………………… 4
- 情報の種類 ………………………………………………………… 5
- フィジカルアセスメントのポイント …………………………… 5
- 感染予防 …………………………………………………………… 11

2 バイタルサインをマスターしよう …………………………… 13

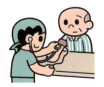

- バイタルサイン …………………………………………………… 14
- 体温 ………………………………………………………………… 17
- 脈拍 ………………………………………………………………… 24
- 呼吸 ………………………………………………………………… 30
- 血圧 ………………………………………………………………… 36
- 意識 ………………………………………………………………… 51
- バイタルサイン測定 ……………………………………………… 58
- バイタルサインの報告と記録 …………………………………… 64

[カバー・表紙イラスト] コルシカ
[　装　丁　] 山崎平太（ヘイタデザイン）
[　本文デザイン　] 山崎平太（ヘイタデザイン）
[　DTP　] 林慎悟
[　本文イラスト　] コルシカ、ねこまき/ms-work、中村知史、松村暁宏、
　　　　　　　　　　日の友太、今﨑和広、Cozy Tomato
[　写　真　] 中込浩一郎

VI

3 フィジカルアセスメントをマスターしよう　69

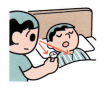

- 呼吸器系のフィジカルアセスメント　70
- 循環器系のフィジカルアセスメント　82
- 消化器系のフィジカルアセスメント　91
- 筋・骨格系のフィジカルアセスメント　100
- 神経系のフィジカルアセスメント　113
- 頭頸部・感覚器（眼・耳・口）のフィジカルアセスメント　122
- 乳房・腋窩のフィジカルアセスメント　131
- フィジカルアセスメントの報告と記録　134

4 状態　疾患　経過別 必要なフィジカルアセスメントと根拠　137

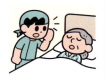

- 心不全（急性心不全・慢性心不全）　138
- 高血圧　141
- 不整脈　143
- 慢性閉塞性肺疾患（COPD）　146
- 肺炎　148
- 気管支喘息　150
- 甲状腺機能亢進症／甲状腺機能低下症　152
- 糖尿病　154
- 腎不全（急性腎障害〈AKI〉・慢性腎臓病〈CKD〉）　156
- 尿路結石　158
- 尿路感染症（UTI）　159
- 脳出血／脳梗塞　161
- 認知症　164
- 腸閉塞／イレウス　166
- 肝機能障害　168
- 大腿骨頸部骨折／大腿骨転子部骨折　170
- ファロー四徴症（TOF）　172
- がん薬物療法／がん放射線療法　174
- 膀胱留置カテーテル留置中の患者さん　176
- 周術期（術後）　178
- 長期臥床の患者さん（廃用症候群）　180

資料

- 資料　バイタルサイン数値のまとめ　68
- 資料　検査値のまとめ　183
- 資料　栄養・排泄のアセスメント　184
- 資料　実習メモに貼れる！　測定手順・ポイント早見表　187

索引　194

「指導ガイドライン」と収載内容の対照表

　看護師等養成所の運営に関する指導ガイドラインの別表「看護師教育の技術項目と卒業時の到達度」と本シリーズ（vol.1 基礎看護技術、vol.2 臨床看護技術、vol.3 フィジカルアセスメント）の収載内容の対象表です。学習・教育内容と収載内容を参照する際にお使いください。

指導ガイドラインの内容			卒業時の到達度		本シリーズ収載の内容	
項目		技術の種類	演習	実習	巻	収載箇所　章名
1. 環境調整技術	1	快適な療養環境の整備	I	I	基礎	06 環境整備
	2	臥床患者のリネン交換	I	II	基礎	07 ベッドメーキング・リネン交換
2. 食事の援助技術	3	食事介助（嚥下障害のある患者を除く）	I	I	基礎	08 食事介助
	4	食事指導	II	II	基礎	09 食事指導
	5	経管栄養法による流動食の注入	I	II	基礎	10 経管栄養法
	6	経鼻胃チューブの挿入	I	III	基礎	10 経管栄養法
3. 排泄援助技術	7	排泄援助（床上、ポータブルトイレ、オムツ等）	I	II	基礎	11 排泄援助　12 失禁のケア、おむつ交換
	8	膀胱留置カテーテルの管理	I	III	基礎	14 導尿：膀胱留置カテーテルの管理・抜去
	9	導尿又は膀胱留置カテーテルの挿入	II	III	基礎	13 導尿：膀胱留置カテーテルの挿入
	10	浣腸	I	III	基礎	15 浣腸・摘便
	11	摘便	I	III	基礎	15 浣腸・摘便
	12	ストーマ管理	II	III	臨床	05 ストーマケア
4. 活動・休息援助技術	13	車椅子での移送	I	I	基礎	17 移乗・移送
	14	歩行・移動介助	I	I	基礎	17 移乗・移送　18 歩行介助
	15	移乗介助	I	II	基礎	17 移乗・移送
	16	体位変換・保持	I	I	基礎	16 体位変換
	17	自動・他動運動の援助	I	II	基礎	19 関節可動域訓練
	18	ストレッチャー移送	I	II	基礎	17 移乗・移送
5. 清潔・衣生活援助技術	19	足浴・手浴	I	I	基礎	21 手浴・足浴
	20	整容	I	I	基礎	26 整容
	21	点滴・ドレーン等を留置していない患者の寝衣交換	I	I	基礎	25 寝衣交換
	22	入浴・シャワー浴の介助	I	II	基礎	27 入浴・シャワー浴
	23	陰部の保清	I	II	基礎	23 陰部洗浄
	24	清拭	I	II	基礎	20 清拭
	25	洗髪	I	II	基礎	22 洗髪
	26	口腔ケア	I	II	基礎	24 口腔ケア
	27	点滴・ドレーン等を留置している患者の寝衣交換	I	II	基礎	25 寝衣交換
	28	新生児の沐浴・清拭	I	III	―	
6. 呼吸・循環を整える技術	29	体温調節の援助	I	I	基礎	28 罨法・体温調節
	30	酸素吸入療法の実施	I	II	臨床	01 酸素療法
	31	ネブライザーを用いた気道内加湿	I	II	臨床	03 気道内加湿
	32	口腔内・鼻腔内吸引	II	III	臨床	04 吸引
	33	気管内吸引	II	III	臨床	04 吸引
	34	体位ドレナージ	I	III	臨床	02 排痰援助

指導ガイドラインの内容					本シリーズ収載の内容		
項目		技術の種類	卒業時の到達度※		収載箇所		
			演習	実習	巻	章名	
7. 創傷管理技術	35	褥瘡予防ケア	II	II	臨床	06 褥瘡のリスクアセスメント、予防	
	36	創傷処置（創洗浄、創保護、包帯法）	II	II	臨床	07 創部の洗浄と保護	
	37	ドレーン類の挿入部の処置	II	III	臨床	09 ドレーン管理の基本 10 胸腔ドレナージの管理 11 脳室ドレナージの管理	
8. 与薬の技術	38	経口薬（バッカル錠、内服薬、舌下錠）の投与	II	II	臨床	13 経口与薬・口腔内与薬 14 吸入	
	39	経皮・外用薬の投与	I	II	臨床	15 経皮与薬	
	40	坐薬の投与	II	II	臨床	16 直腸内与薬	
	41	皮下注射	II	III	臨床	17 注射法の基本 18 皮下注射、筋肉内注射 19 静脈内注射	
	42	筋肉内注射	II	III	臨床		
	43	静脈路確保・点滴静脈内注射	II	III	臨床		
	44	点滴静脈内注射の管理	II	II	臨床		
	45	薬剤等の管理（毒薬、劇薬、麻薬、血液製剤、抗悪性腫瘍薬を含む）	II	III	臨床	12 安全な与薬（6Rの確認）	
	46	輸血の管理	II	III	臨床	資料 輸血の管理	
9. 救命救急処置技術	47	緊急時の応援要請	I	I	臨床	23 一次救命処置（BLS）	
	48	一次救命処置（Basic Life Support：BLS）	I	I	臨床	23 一次救命処置（BLS）	
	49	止血法の実施	I	III	臨床	08 包帯法	
10. 症状・生体機能管理技術	50	バイタルサインの測定	I	I	フィジカルアセスメント	全体に収載	
	51	身体計測	I	I	基礎	05 身体計測	
	52	フィジカルアセスメント	I	II	フィジカルアセスメント	全体に収載	
	53	検体（尿、血液等）の取扱い	I	I	臨床	20 臨床検査	
	54	簡易血糖測定	II	III	臨床	22 血糖自己測定	
	55	静脈血採血	II	III	臨床	21 静脈血採血	
	56	検査の介助	I	II	臨床	20 臨床検査	
11. 感染予防技術	57	スタンダード・プリコーション（標準予防策）に基づく手洗い	I	I	基礎	01 感染予防	
	58	必要な防護用具（手袋、ゴーグル、ガウン等）の選択・着脱	I	I	基礎	01 感染予防	
	59	使用した器具の感染防止の取扱い	I	I	基礎	02 医療器材の処理	
	60	感染性廃棄物の取扱い	I	I	基礎	01 感染予防	
	61	無菌操作	I	I	基礎	03 無菌操作	
	62	針刺し事故の防止・事故後の対応	I	II	基礎	04 事故防止	
12. 安全管理の技術	63	インシデント・アクシデント発生時の速やかな報告	I	I	基礎	04 事故防止	
	64	患者の誤認防止策の実施	I	I	基礎	04 事故防止	
	65	安全な療養環境の整備（転倒・転落・外傷予防）	I	II	基礎	06 環境整備 17 移乗・移送 18 歩行介助	
	66	放射線の被ばく防止策の実施	I	I	臨床	20 臨床検査	
	67	人体へのリスクの大きい薬剤のばく露予防策の実施	II	III	臨床	12 安全な与薬（6Rの確認）	
	68	医療機器（輸液ポンプ、シリンジポンプ、心電図モニター、酸素ボンベ、人工呼吸器等）の操作・管理	II	III	臨床	01 酸素療法　20 臨床検査 24 輸液ポンプ・シリンジポンプ 25 人工呼吸器：NPPV	
13. 安楽確保の技術	69	安楽な体位の調整	I	II	基礎	16 体位変換	
	70	安楽の促進・苦痛の緩和のためのケア	I	II	基礎	28 罨法・体温調節	
	71	精神的安寧を保つためのケア	I	II	—	全体に収載	

※卒業時の到達レベル
＜演習＞ I：モデル人形もしくは学生間で単独で実施できる II：モデル人形もしくは学生間で指導の下で実施できる
＜実習＞ I：単独で実施できる II：指導の下で実施できる III：実施が困難な場合は見学する

vol.1、vol.2の収載内容

vol.1　基礎看護技術

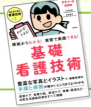

- 01 感染予防
- 02 医療器材の処理
- 03 無菌操作
- 04 事故防止
- 05 身体計測
- 06 環境整備
- 07 ベッドメーキング・リネン交換
- 08 食事介助
- 09 食事指導
- 10 経管栄養法：経鼻経管栄養法
- 11 排泄援助
- 12 失禁のケア、おむつ交換
- 13 導尿：膀胱留置カテーテルの挿入
- 14 導尿：膀胱留置カテーテルの管理・抜去
- 15 浣腸・摘便
- 16 体位変換
- 17 移乗・移送
- 18 歩行介助
- 19 関節可動域訓練
- 20 清拭
- 21 手浴・足浴
- 22 洗髪
- 23 陰部洗浄
- 24 口腔ケア
- 25 寝衣交換
- 26 整容
- 27 入浴・シャワー浴
- 28 罨法・体温調節

vol.2　臨床看護技術

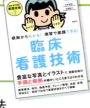

- 01 酸素療法
- 02 排痰援助
- 03 ネブライザーによる気道内加湿
- 04 吸引
- 05 ストーマケア
- 06 褥瘡のリスクアセスメント、予防
- 07 創部の洗浄と保護
- 08 包帯法
- 09 ドレーン管理の基本
- 10 胸腔ドレナージの管理
- 11 脳室ドレナージの管理
- 12 安全な与薬（6Rの確認）
- 13 経口与薬・口腔内与薬
- 14 吸入
- 15 経皮与薬
- 16 直腸内与薬
- 17 注射法の基本
- 18 皮下注射、筋肉内注射
- 19 静脈内注射
- 20 臨床検査
- 21 静脈血採血
- 22 血糖自己測定
- 23 一次救命処置（BLS）
- 24 輸液ポンプ・シリンジポンプ
- 25 人工呼吸器：NPPV

1 基礎知識をマスターしよう

CONTENTS

- 2 フィジカルアセスメントの基礎知識
  - 2 フィジカルアセスメントとは
  - 2 フィジカルアセスメントの目的
  - 2 患者さんを全人的に捉えるための3つの視点
  - 3 フィジカルアセスメントの順番
  - 3 フィジカルアセスメントのすすめかた
  - 4 フィジカルアセスメント実施時の注意点
- 5 情報の種類
- 5 フィジカルアセスメントのポイント
  - 5 問診のポイント   7 視診のポイント   8 触診のポイント
  - 9 打診のポイント   9 聴診のポイント
- 11 感染予防

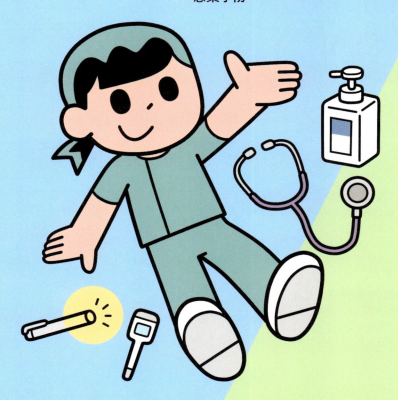

フィジカルアセスメントの基礎知識

フィジカルアセスメントとは

フィジカルアセスメントとは、**問診と視診、触診、打診、聴診の技術を用いて患者さんから情報収集を行い、身体になにが起こっているのか、現状の問題や予測される問題があるのか、問題の原因はなにかなど、身体機能を評価する**ことです。

視診、触診、打診、聴診をまとめて**フィジカルイグザミネーション**とよびます。

フィジカルアセスメントの全体像

フィジカルアセスメント
Physical＝身体の　Assessment＝評価

問診 ＋ フィジカルイグザミネーション
Physical＝身体の　Examination＝検査
視診　触診　打診　聴診

フィジカルアセスメントの目的

看護師が行うフィジカルアセスメントは、次の目的で行われます。

看護師が行うフィジカルアセスメントの目的

| 患者さんの身体状態の把握 | 看護ケアの計画や評価 |

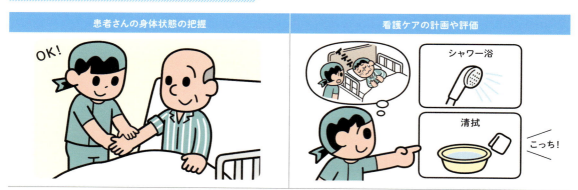

患者さんを全人的に捉えるための3つの視点

看護では、患者さんを**身体的側面**、**心理・精神的側面**、**社会的側面**の3つの視点で全人的に捉えることが必要です。そのため、身体的側面にのみ着目しているフィジカルアセスメントだけでは不十分です。

身体的側面、**心理・精神的側面**、**社会的側面**の3つの視点（側面）から患者さんを**全人的**に捉えてアセスメントすることを、**ヘルスアセスメント**といいます。

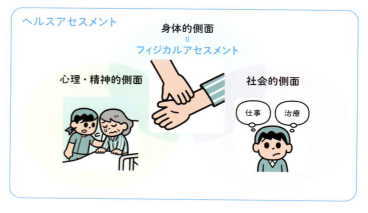

フィジカルアセスメントの順番

フィジカルアセスメントは、原則として、患者さんへの**侵襲が少ない順番**で行います。
ただし、腹部のフィジカルアセスメントでは触診や打診の刺激で**腸蠕動を亢進させてしまう**可能性があるため、**触診や打診よりも先に聴診**を行います。さらに、腹部の触診は痛みが生じる可能性が大きく患者さんの苦痛になるため、最後に行います。

フィジカルアセスメントの順番（腹部以外）

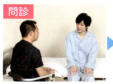
問診

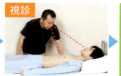
視診

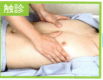
触診

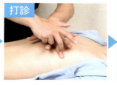
打診

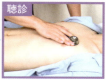
聴診

フィジカルアセスメントの順番（腹部）

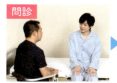
問診

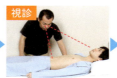
視診

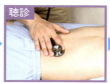
聴診

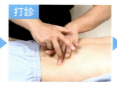
打診

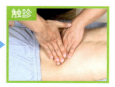
触診

フィジカルアセスメントのすすめかた

患者さんの身体状況は常に変化しているため、**着目すべき症状や観察ポイントを教科書や電子カルテなどから事前に情報収集**しておく必要があります。そして、**問診**で患者さんの情報収集をしながら、患者さんの状態に合わせたフィジカルアセスメントを実施します。

ワンポイントレクチャー

フィジカルアセスメントは看護師の五感が大事!

フィジカルアセスメントでは**看護師の五感（視覚、聴覚、触覚、嗅覚）をフル活用すること**が求められます。フィジカルアセスメントを行う際には患者さんに集中し五感を研ぎ澄ませて、どこかに異常が潜んでいるかもしれないという意識で注意深く観察しましょう。

フィジカルアセスメントのすすめかた

1 準備	2 最初のフィジカルアセスメント	3 優先順位の判断	4 さらなるフィジカルアセスメント
着目すべき症状や観察ポイントなどを、教科書や電子カルテなどから情報収集する	病室に入室後、患者さんに声をかけながら、患者さんの顔色や声色、声の大きさ、身体の動きなどを観察する	1と2の情報を比較して、どちらに関する情報を収集すべきか優先順位を判断する	優先順位の高い情報から、問診しながらフィジカルアセスメントを実施して身体機能を評価する

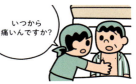

3

フィジカルアセスメント実施時の注意点

　フィジカルアセスメントでは、患者さんの皮膚を露出し、身体に直接触れ、疾患や身体に関するプライベートな情報を収集します。フィジカルアセスメントに**ふさわしい環境を整え**、患者さんが看護師に不信感を抱かないような**ふるまい**や**身だしなみ**を心がけましょう。

フィジカルアセスメントでの注意点

身だしなみ

清潔感のある身だしなみ	患者さんの皮膚を傷つけない爪の長さ	髪はまとめる	名札が患者さんに触れたり、ペンが落ちたりしないように
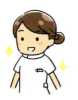		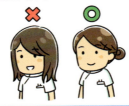	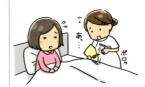

環境

会話の内容が他者に聞こえない場所の選定や工夫	羞恥心に配慮し露出は最小限に
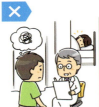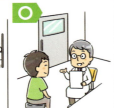	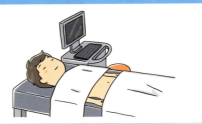

肌を露出しても冷感を感じない温度	色を正確に判別するための照明の色や明るさ
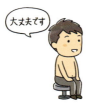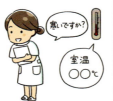	

感染予防

スタンダードプリコーション（標準予防策）はもちろん、必要時は感染経路別予防策も講じる（P.11参照）

説明と同意

なにを、なぜ、どのように行うのか、事前に説明し同意を得る

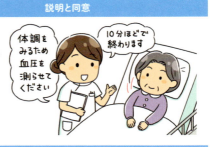

言葉づかい、ふるまい

患者さんを尊重し、信頼関係を損ねないような言葉づかいやふるまい

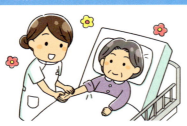

不快感軽減のための配慮

患者さんに触れる前に手や聴診器を温める

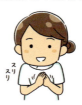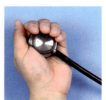

情報の種類

フィジカルアセスメントで収集する情報は、**客観的情報**と**主観的情報**の2種類に分けることができます。

記録では、その情報が客観的情報なのか、主観的情報なのかがわかるように記述します。

客観的情報と主観的情報

客観的情報（Objective data：Oデータ）	主観的情報（Subjective data：Sデータ）
● バイタルサインの値や、フィジカルイグザミネーションで情報収集した情報	● 患者さん自身が発言した情報

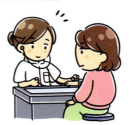 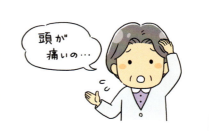

フィジカルアセスメントのポイント

問診のポイント

問診とは**患者さんとの会話を通して患者さんの情報を得る技術**です。問診では次のことに注意しましょう。

POINT 1
専門用語は使わない

専門用語は医療従事者間で使用される言葉で、患者さんには意味が通じません。専門用語ではなく、**患者さんが理解しやすい言葉**を使用します。

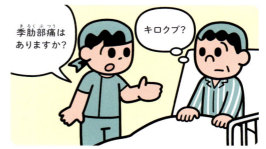

POINT 2
「言葉」以外の情報にも注目する

問診では言葉だけでなく、患者さんの表情や声のトーン、身振りや動作などの**非言語的な情報**にも注目し、患者さんの身体的な症状と心理的な状態を把握します。

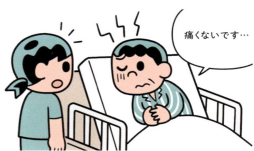

POINT 3
フィジカルイグザミネーションと同時に行う

問診とフィジカルイグザミネーションを同時に実施すると、短い時間で多くの情報が得られて効率的です。

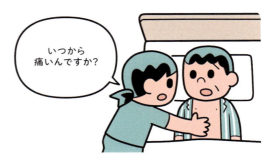

POINT 4
健康歴に関する問診

健康歴とは、**その患者さんの疾患全体を理解する**ために必要な情報です。健康歴は**右表**の内容を入院時に聴取します。

健康歴の問診の項目

主訴	●患者さんの訴えのうち主要なもの、また、患者さんが受診（入院）したおもな理由を主訴といいます
現病歴	●現病歴とは、症状の出現や病気の発症から現在までの経過です ●いつから、どのような症状が、どの部位に生じたのか、さらに、受診行動の有無や過去に同様の症状があったかも聴取します
既往歴	●過去の健康状態や病歴を既往歴といいます ●疾患名、手術や服薬などを含む治療や通院の有無などを、そのときの年齢とともに聴取し記録します
生活背景と生活状況	●患者さんの生活にかかわる情報も重要な情報です ●居住地や家族構成、職業などの生活背景と、起床から就寝までどのように過ごしているか、ADL*の状況、就寝中の情報まで幅広く聴取します

ワンポイントレクチャー

看護師の聞きたいことだけを聞くのは×

病室にいる患者さんにとって、看護師との会話はストレス発散や自分の要望を伝える機会でもあります。看護師の聞きたいことだけを一方的に聞いてはいけません。

POINT 5
症状に関する問診

症状がある場合には7つの視点で問診を行い、より詳細に情報収集します。

発症時期と状況	部位	期間と経過	性質・特徴
症状がいつから始まったのか。どのような状況（きっかけ）で始まったのか	症状はどこで起こっているのか	症状はどのくらいの期間（時間）継続するのか。今も続いているのか	症状はどのようなものなのか
聞きかた 「痛みはいつからありますか？」 「痛みはどのような状況で出現しましたか？」	**聞きかた** 「痛いのはどこですか？」	**聞きかた** 「痛みはどのくらい続いていますか？」	**聞きかた** 「どのような痛みですか？」 ●ちくちく痛い ●刺すように痛い ●棒で殴られたように痛い　など

量や程度	影響因子	随伴症状
どの程度の症状なのか	症状の緩和因子や増強因子はあるか	症状に伴ってほかの症状があるか
聞きかた 「どのくらい痛みますか？」 （スケールを使用してもよい）	**聞きかた** 「どうすると痛みは悪化しますか？」 「どうすると痛みは楽になりますか？」	**聞きかた** 「痛みが出るときに、ほかの症状はありますか？」

視診のポイント

視診とは、**視覚や嗅覚、聴覚を用いて患者さんの情報を得る技術**です。

POINT 1
見たいところをしっかり露出する

衣服などで覆われている部位は、しっかりと**露出します**。ただし、患者さんの**羞恥心への配慮**も忘れてはいけません。露出する必要のない部分はしっかりと覆い、不必要な露出は避けます。

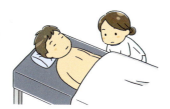

POINT 2
色、性状、左右差を観察する

視診では色や性状、左右差を観察します。照明が暗すぎたり色のついた照明では情報が不正確になります。**色のない明るい照明のもとで**観察を行います。

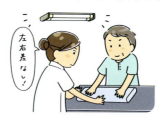

POINT 3
皮膚病変はくわしく、専門用語を用いて表現する

視診で確認できる皮膚病変にはさまざまな種類があります。
皮膚病変は次の専門用語で表現し、部位、大きさ（高さ、深さ）、色、固さ、湿潤や乾燥の状態、滲出液や出血、熱感、疼痛、瘙痒感の有無などを詳細に観察し、記録します。

皮膚病変

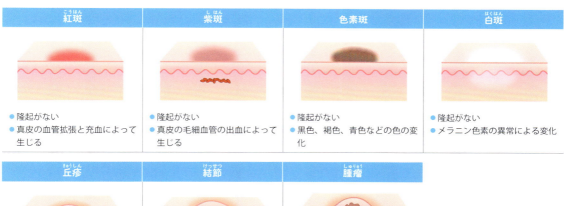

紅斑
- 隆起がない
- 真皮の血管拡張と充血によって生じる

紫斑
- 隆起がない
- 真皮の毛細血管の出血によって生じる

色素斑
- 隆起がない
- 黒色、褐色、青色などの色の変化

白斑
- 隆起がない
- メラニン色素の異常による変化

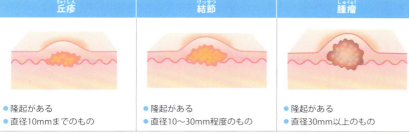

丘疹
- 隆起がある
- 直径10mmまでのもの

結節
- 隆起がある
- 直径10〜30mm程度のもの

腫瘤
- 隆起がある
- 直径30mm以上のもの

水疱
- 隆起がある
- 透明な水様性の内容

膿疱
- 隆起がある
- 内容が膿
- 白色から黄色に見える

（表は次ページにつづく）

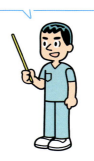

皮膚病変は写真撮影して記録しておくと、変化を捉えやすくなります

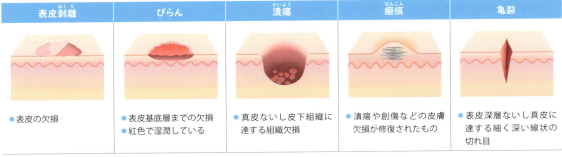

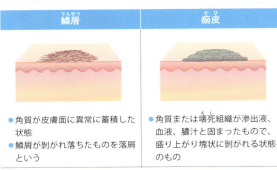

触診のポイント

触診とは、**手で患者さんに触れて皮膚の表面やその内部の状態を把握する技術**です。皮膚表面の状態や温度・湿度、内部の臓器や腫瘤などの有無・固さ・可動性、振動・圧痛の有無や程度を観察します。

(POINT)
触診での手の部位の使い分け

手は**部位によって感覚に対する感受性が異なります**。観察したい情報によって、手のどの部分で触れるかを選択します。

触診での手の部位の使い分け

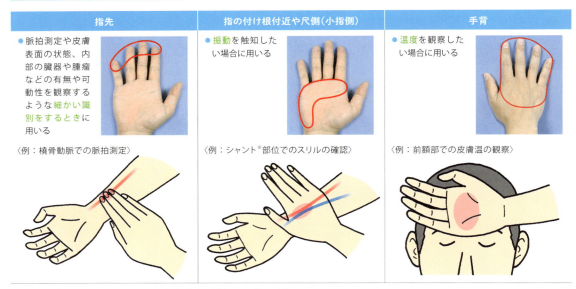

※血液透析で多くの血流量が得られるように動脈と静脈を吻合(ふんごう)した血管のこと。

打診のポイント

打診とは、**身体表面を軽く叩いて振動を与え、その音によって身体内部の状態を知る技術**です。

POINT 1
打診の「叩きかた」

1. 利き手ではない**中指の第1関節**を打診したい部位に軽く押し当てる。
2. 利き手の中指で押し当てた指の第1関節を叩く。このとき、叩く指が**垂直**になるようにして**手首のスナップをきかせて**強く叩く。

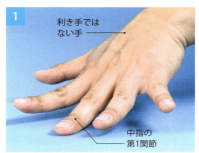
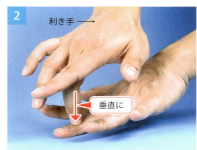

POINT 2
打診音の種類と特徴

	鼓音（こおん）	共鳴音（きょうめいおん）	濁音（だくおん）
音の特徴	太鼓を叩いたような乾いた音	よく響く音	鈍い音
音の大きさ	大きい	中程度	あまり大きくない
擬音	ポンポン	トントン	ドンドン
内部の特徴	空気・空洞が存在する	含気量の多い組織が存在する	筋肉や心臓、肝臓のような密度の高い組織・臓器が存在する
代表的な部位	胃やガスの貯留した腸	肺	肝臓や便の貯留した腸

聴診のポイント

聴診とは、**聴診器で音を聴いて、その音によって身体内部の状態を知る技術**です。音の高さや大きさ、長さ、性質などの情報を得ます。

POINT 1
聴診器の部位名称

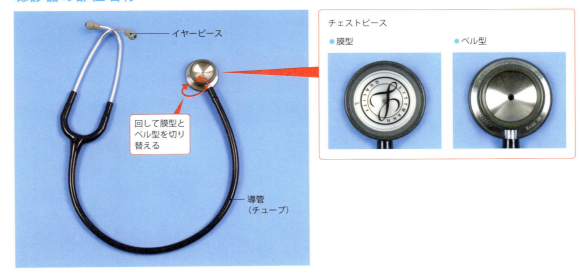

POINT 2
聴診器の使いかた

イヤーピースは写真のように「ハ」の字の向きで耳に装着します。耳に装着した後、導管とイヤーピースの接続部を持って上下に数回動かすと、さらに耳にぴったりとフィットします。

チェストピースの膜型は体内で発生する**ほぼすべての音**を聴取でき、ベル型は膜型に比べて**低音**を聴取しやすいという特徴があります。異常心音は低音なので、膜型よりもベル型が適しています。このため、**通常の聴診では膜型**を、**異常心音を聴取する可能性のある場合にはベル型**を選択します。

聴診器の装着方法

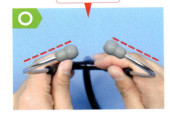
「ハ」の向きに装着する

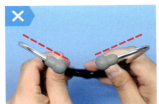

聴診器を耳にフィットさせる方法

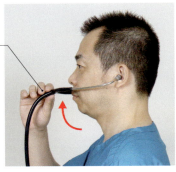
導管とイヤーピースの接続部を持つ

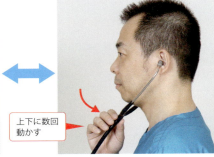
上下に数回動かす

膜型とベル型の違い

	膜型	ベル型
写真と特徴	体内で発生する**ほぼすべての音**の聴取に適している 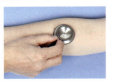	**低音**の聴取に適している。異常心音を聴取できる 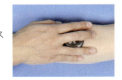
持ちかた	つまみ式 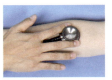 指添え式	チェストピース覆い式
当てかた	チェストピースを皮膚に押しつけ皮膚にしっかり密着させる 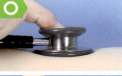 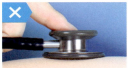	チェストピースを押しつけずに軽く皮膚に当てる 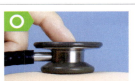 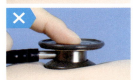

聴診器使用時の留意点

患者さんに当たる部分は使用前に温めておく	チェストピースは使用前後にアルコール綿で消毒する	静かな環境で聴診を行う
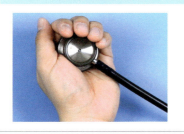	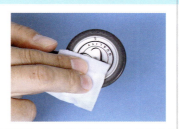	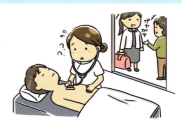

感染予防

　フィジカルアセスメントは、スタンダードプリコーション（**標準予防策**）に則って行い、必要時は**感染経路別予防策**も講じて、感染を予防します。

　スタンダードプリコーション（標準予防策）にはさまざまな感染対策の方法が含まれていますが、とくに重要なのは「**手指衛生**」と「**個人防護用具の装着**」です。

感染予防を行った場合

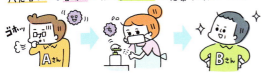

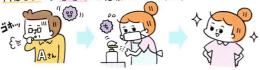

感染予防を行わなかった場合

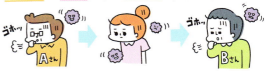

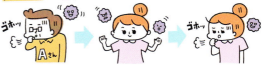

手指衛生

　手指衛生は、看護師の手を清潔に保つことで看護師の手を介した感染を予防します。手指衛生にはいくつかの方法がありますが、患者さんの**ケアや処置の前後**では**衛生的手洗い**を行います。

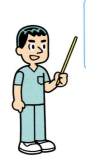

　感染を予防するためには、右表のタイミングで忘れずに衛生的手洗いを行うことが重要です

衛生的手洗いを行うタイミング

1. 患者さんに接触する前
2. 清潔・無菌操作の前
3. 患者さんの体液に曝露した後、または曝露した可能性が生じたとき
4. 患者さんに接触した後
5. 患者さんの周辺の物品に触れた後

衛生的手洗い

衛生的手洗いには、**下図**のように2種類の方法があります。2つの方法を条件によって使い分けます。

衛生的手洗いの方法と使い分け

目に見える汚れがある場合	目に見える汚れがない場合
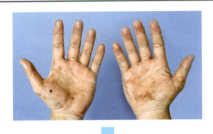	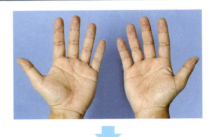
流水と石けんによる手洗い	アルコール手指消毒薬による手指衛生
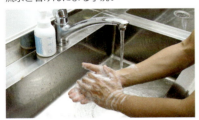	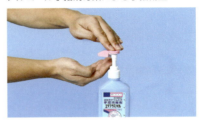

個人防護用具

　個人防護用具とは、病原体が含まれる血液などに看護師が曝露しないように装着するマスクや手袋、エプロンなどの総称です。必要に応じて個人防護用具を装着して、感染を予防します。

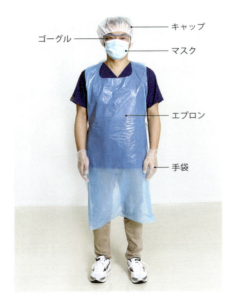

ゴーグル　キャップ　マスク　エプロン　手袋

〈Part1 略語一覧〉

＊【ADL】activities of daily living：日常生活動作

〈Part1 参考文献〉

1. 井部俊子, 箕輪良行 監修：図解 看護・医学事典 第8版. 医学書院, 東京, 2017：800.
2. 見藤隆子 他 編：看護学事典 第2版. 日本看護協会出版会, 東京, 2011：842-843.
3. 茂野香おる 著者代表：系統看護学講座 専門分野 基礎看護学[2] 基礎看護技術Ⅰ 第19版. 医学書院, 東京, 2023：130-132.
4. 井部俊子, 箕輪良行 監修：図解 看護・医学事典 第8版. 医学書院, 東京, 2017：427, 280, 178.
5. 岩月啓氏 監修：標準皮膚科学 第11版. 医学書院, 東京, 2020：43-51.
6. 縣智香子：【最新トピックス満載！ 注目！ ここが変わってきている感染対策】臨床ナースが知っておきたい！ ベッドサイドで「いま再チェックしたいこと」. エキスパートナース 2012；28(9)：44-50.

2 バイタルサインをマスターしよう

CONTENTS

- 14 バイタルサイン
- 17 体温
- 24 脈拍
- 30 呼吸
- 36 血圧
- 51 意識
- 58 バイタルサイン測定
- 64 バイタルサインの報告と記録

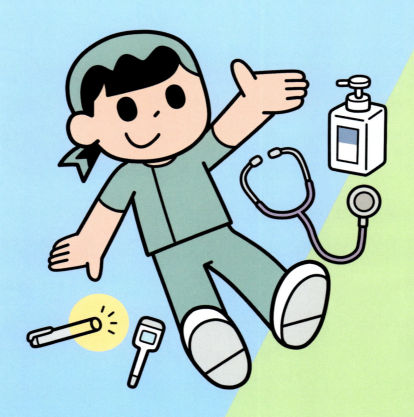

バイタルサイン

バイタルサインとは

バイタルサインとは、生命を維持するための循環機能や呼吸機能などの状態やその変化を判断する指標となる、**血圧**、**脈拍**、**呼吸**、**体温**等の情報のことをいいます。患者さんに侵襲がなく、緊急時でもすばやく身体情報を収集できるという特徴があります。

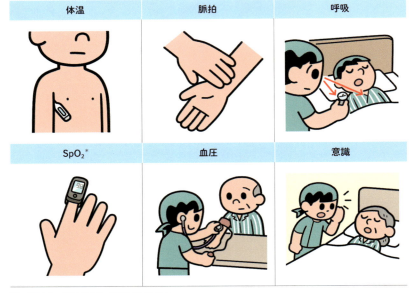

※このほかに、尿量が含まれる場合があります。

バイタルサイン測定の目的

バイタルサイン測定の目的は、**患者さんの身体の状態を評価すること**です。

まずは生命を維持する機能に注目して、患者さんの生命に危機が生じていないかを観察・アセスメントすることが重要です。

バイタルサイン測定で得られた情報は、治療がうまくいっているか、看護ケアの必要性があるか、あるとすればどのように看護ケアを提供するかなどを考えるのに役立ちます。

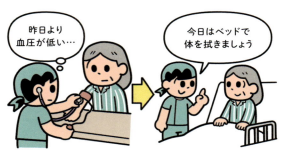

着目すべき生命維持機能とバイタルサイン

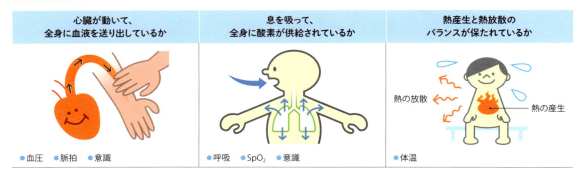

基準値とは

バイタルサイン測定で得られた測定値が高いのか・低いのかを判断する基準となるのが**基準値**です。ただし、基準値内であっても異常があったり、基準値外でも異常がない場合もありますので、測定値と基準値を比較しただけで**安易に正常や異常を判断しないよう**に注意しましょう。

体温・脈拍・呼吸の基準値（成人）

体温	36.0～37.0℃
脈拍	60～90回/分
呼吸	16～20回/分

成人の血圧の基準値（診察室血圧）

(mmHg)

分類	収縮期血圧（最高血圧）		拡張期血圧（最低血圧）
正常血圧	＜120	かつ	＜80
正常高値血圧	120～129	かつ	＜80
高値血圧	130～139	かつ/または	80～89

日本高血圧学会高血圧治療ガイドライン作成委員会 編：高血圧治療ガイドライン2019．ライフサイエンス出版，東京，2019：18，表2-5．より転載，一部改変

バイタルサイン測定のタイミング

健康な人でもバイタルサインは常に変動していて、体位によっても値が変わります。まずは**毎日同じ時間と条件で測定**し、その患者さんの基準値とします。患者さんの状態が変化したり変化が予測される場合には、決められた時間にかかわらずすぐに測定し、**日々測定している値と比較して**その変動を観察・アセスメントします。

バイタルサイン測定のタイミング

入院時
初対面の患者さんの全身状態を把握するために行います

日々の決まったタイミング
バイタルサインは体位や測定時間によって変動します。この影響を最小限にするために、定期的なバイタルサインの測定では体位や時間などの条件を可能な限り一定にします。

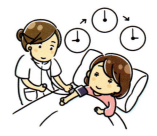

看護ケアや検査などの前後
患者さんが看護ケアや検査を受けられるかや、実施後の変化を確認するために行います

患者さんの様子がおかしいとき
患者さんの身体に何が起こっているのか、命の危険があるのかを確認するために行います

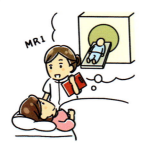
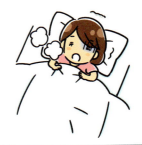

バイタルサインは常に変化しているので、**アセスメントの間違いや異常の見逃し**が起こることがあります。そのため1回でなく複数回測定すること、バイタルサインの測定値だけでなく**患者さんの自覚症状や身体情報**などを収集しアセスメントすることが重要です。

アセスメントの間違いや異常の見逃しの例

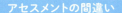
アセスメントの間違い

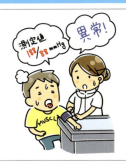
看護師は異常と判断していますが……

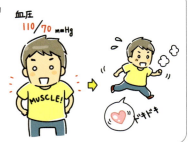
5分前、激しい運動をしていました

「アセスメントの間違い」を起こさないために……

- 1回でなく、複数回測定する
- 測定値だけでなく、患者さんの自覚症状や身体情報などの情報を収集しアセスメントする

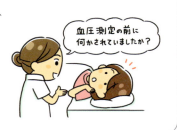

異常の見逃し

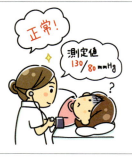
看護師は正常と判断していますが……

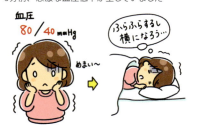
5分前、急激な血圧低下が生じていました

「異常の見逃し」を起こさないために……

- 測定値だけでなく患者さんの自覚症状や身体情報などの情報を収集しアセスメントする

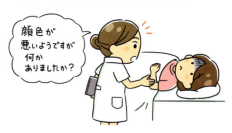

体温

体温の基礎知識

体温とは

体温とは身体の温度のことをいいます。通常、体温は人体の機能が最も効率よくはたらく範囲で調節されますが、**周囲の環境や体内の異常**によって変動します。

体温調節のしくみ

体温は**熱の産生と放散**のバランスによって変動しています。熱の産生量が放散量より大きくなると**体温は上昇**し、熱の産生量が放散量よりも小さくなると**体温は下降**します。体温が一定に保たれている場合、熱の産生量と放散量は等しく釣り合っている状態です。

体温調節は、温度受容器からの体温情報に基づいて、視床下部にある体温調節中枢で行われています。体温の調節機構には、体内で生理学的に自動的に行われる**自律的調節**と、人の行動によって行われる**行動調節**があります。

体温調節のしくみ

熱の産生 > 熱の放散	熱の産生 = 熱の放散	熱の産生 < 熱の放散
体温は上昇	体温は一定	体温は下降

自律的調節と行動調節

	自律的調節	行動調節
体温を上昇させる調節	●ふるえ（筋収縮運動） ●肝臓などでの代謝率上昇 ●末梢血管の収縮 ●皮膚血流量の減少 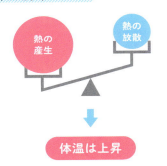	●着衣（服を着込む、厚着をする） ●運動 ●摩擦（手のひらなどの皮膚をこする） ●温浴（入浴や足浴など） ●暖房器具の使用 ●あたたかい食物の飲食 ●日なたに移動する 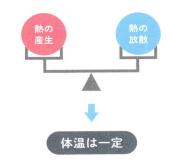
体温を下降させる調節	●発汗 ●肝臓などでの代謝率低下 ●末梢血管の拡張 ●皮膚血流量の増加	●脱衣（服を脱ぐ、薄着をする） ●扇風機や冷房の使用 ●冷たい食物の飲食 ●日陰に移動する、日傘を使う 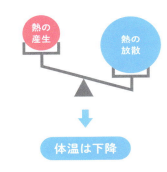

発熱と解熱のプロセス

体温は、体温の目標値である**セットポイント**の設定値によって管理されています。通常セットポイントは**平熱（腋窩温で36～37℃）**に設定されていますが、疾患などの影響によりセットポイントが高値に設定されると自律的調節が生じて**体温が上昇**します。

体温測定の部位

体温は**身体の中心部（内部）が高く、体表に近づくにつれて低く**なります。とくに外気温が低い場合はその差が大きくなります。そのため体温測定では、外気温の影響を受けにくい身体の中心部の温度を反映しやすい部位で測定します。

通常は測定しやすい**腋窩**で測定します。厳密な測定が必要な場合には**直腸温**を測定します。

発熱と解熱の経過と症状

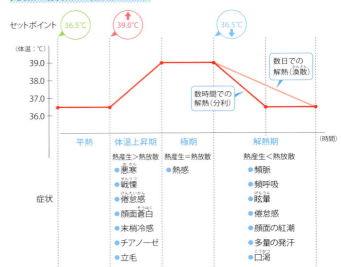

体温の測定部位と特徴

腋窩
- 直腸や口腔よりも簡単に測定できる

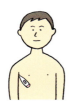

口腔
- 腋窩よりも気温などの**外部環境に影響されにくい**
- 測定値が腋窩よりも**0.2～0.5℃高い**

鼓膜
- 数秒で測定できる
- 機器の挿入角度によって**測定誤差**が生じやすい
- 口腔温より高く測定される

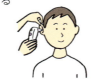

直腸
- 環境による温度変化の**影響を受けにくい**
- 直腸を傷つけるおそれがある
- 羞恥心や不快感を伴う
- 測定値が腋窩よりも**0.8～0.9℃高い**

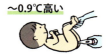

体温計の種類と特徴

体温計には**電子体温計**、**耳式体温計**、**非接触式体温計**などがあります。体温計は、各体温計の特徴と患者さんの年齢や状態などを考慮して選択します。

体温計の種類と特徴

	電子体温計	耳式体温計	非接触式体温計
体温計の種類	測温部	正面／上面　プローブカバー　電源／測定ボタン	測定センサー
測定部位	腋窩（口腔温や直腸温が測定できる電子体温計もある）	鼓膜	額
特徴	● 一般的に使用されている	● 数秒で測定できる ● 機器の挿入角度によって測定誤差が生じやすい ● 測定時間が短いので、同じ体位を保持することが困難な**乳幼児**でも測定できる	● 数秒で測定できる ● 測定時間が短いので、同じ体位を保持することが困難な**乳幼児**でも測定できる

体温測定

ここでは、電子体温計による**腋窩温**の測定、耳式体温計による**鼓膜温**の測定、非接触式体温計による**額部温**の測定を解説します。

必要物品

1. 体温計
   - 腋窩温測定の場合：電子体温計
   - 鼓膜温測定の場合：耳式体温計
   - 額部温測定の場合：非接触式体温計
〈腋窩温測定の場合〉
2. アルコール綿
〈鼓膜温測定の場合〉
3. プローブカバー
4. ビニール袋（ゴミ袋）

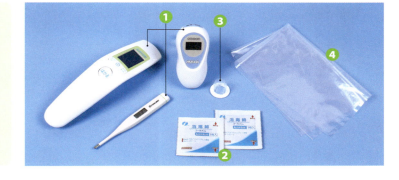

POINT
口腔温の測定では体温計が口腔粘膜に触れます。体温計は滅菌できないため、体温計を口に含むことによる感染のリスクが生じます。そのため、医療施設では口腔での測定は適していません。

手順

測定前の準備

1. 患者さんに体温測定を行う目的や方法を説明し、同意を得る。

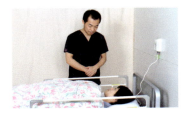

2. **飲食後、運動後、入浴後**などの体温測定は避ける。直前に飲食や運動、入浴などをしていた場合は30分ほど待ってから測定する。

   根拠 飲食や運動、入浴などによって体温が上昇（生理的変動）し、正確な値を測定できないため。

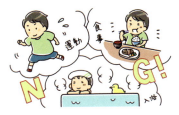

3. 必要物品を準備する。体温計が正常に作動するか確認する。

腋窩温の測定

1. 電源を入れ、体温計の測定準備が整ったことを確認する。

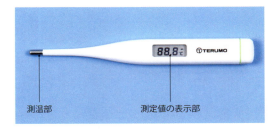

測温部　　　測定値の表示部

2. 測定前の約10分は腋窩を閉じておく。

   根拠 腋窩が外気に触れると皮膚表面の温度が下がるため。

3. 寝衣の襟元をゆるめる。

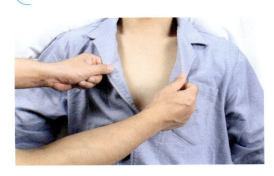

④ 腋窩に汗をかいている場合、乾いたタオルで汗を拭き取る。

根拠 汗が蒸発すると皮膚から**気化熱**が奪われて**皮膚表面の温度が下がる**ため。

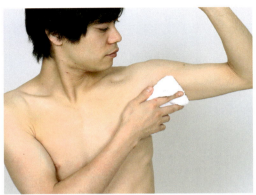

※ここでは測定方法が見えるよう寝衣を脱いで撮影していますが、実際は寝衣を着たまま最低限の露出で行います。

⑤ 体温計を上腕の前側下方から**30〜45°**くらいの角度で斜め上方に挿入し、測温部を**腋窩の一番深いところ**にあてる。

根拠 腋窩最深部は腋窩動脈が走行しており、身体の中心の温度が反映されやすい部位であるため。

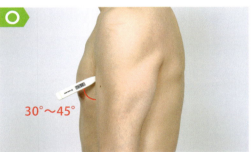

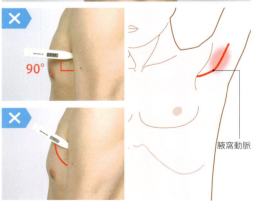

注意! 患者さんが側臥位をとっている場合は、**上側**で測定する。

根拠 下側の血管は体重で圧迫されて血管が収縮し、腋窩温が低くなるため。

⑥ 体温計を挿入したら腋窩を閉じる。必要時、反対の手で腕を押さえる。

根拠 体温計が皮膚に密着していないと正確な体温を測定できないため。

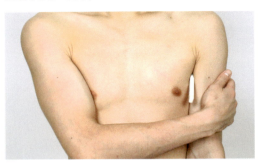

POINT 体温測定に時間がかかる場合には、体温の測定中に**反対の腕で血圧や脈拍など**を測定するとバイタルサインの測定時間の短縮になります（**P.61参照**）。

鼓膜温の測定

① 測定する側の耳が氷枕や冷気で**冷えていないか**を確認する。冷えている場合は30分ほど待ち、耳の冷えがなくなってから測定する。

根拠 耳や鼓膜が冷えていると測定値が低くなるため。

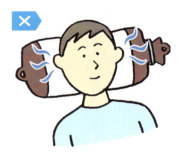

② 耳の中が耳垢などで**汚れていないか**を確認する。

根拠 耳の中が汚れていると鼓膜温が正しく測定できないため。

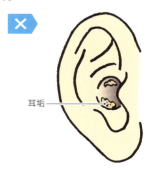

③ プローブカバーを装着し、カバーに**汚れ**や**濡れ**、**破れ**などの異常がないことを確認する。

根拠 プローブカバーに汚れや濡れがあると測定値が低くなるため。破れがあると、機器が汚染されてしまうため。

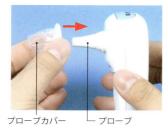
プローブカバー　プローブ

④ 電源を入れ、体温計の測定準備が整ったことを確認する。

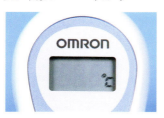

⑤ 耳を**後方へ軽く引っ張るようにして**、プローブの先端を耳の奥（鼓膜）の方向に向けて奥までしっかり挿入する。

根拠 耳を後方に引っ張ると**屈曲している外耳道**が**まっすぐ伸びて**、プローブ先端が鼓膜に向きやすくなる。

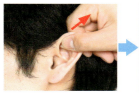 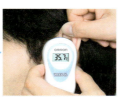

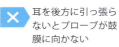

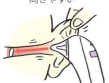
○ 耳を後方に引っ張るとプローブが鼓膜に向きやすい

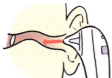
× 耳を後方に引っ張らないとプローブが鼓膜に向かない

額部温の測定

① **冷湿布**などを貼っていたり、**帽子**などを着用していたかを確認する。そのような場合には、20〜30分ほど待ってから測定する。

根拠 額が冷えたり温まっていると正しい測定ができないため。

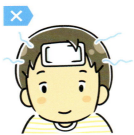

② 汗をかいている場合、乾いたタオルで汗を拭き取る。

根拠 汗が蒸発すると皮膚から気化熱が奪われて皮膚表面の温度が下がるため。

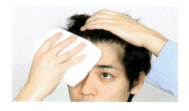

③ 測定センサーを額の中心に**垂直に**向けて、額から2〜3cm離して保持する。

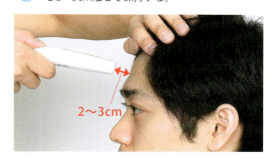

④ 測定ボタンを押す。

測定終了〜片づけ

① 測定終了の電子音が鳴ったら体温計を外し、測定値を確認する。

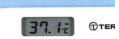

② 患者さんの寝衣や体位、寝具を整える。

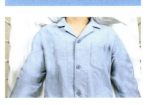

③ 電子体温計の場合、アルコール綿で体温計を消毒しケースに保管する。耳式体温計の場合はプローブカバーを外して廃棄する。

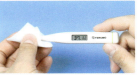

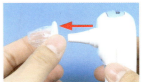

④ 測定結果を記録する。

体温のアセスメントとケア

体温の基準値

単位は℃または度で表します。体温はその患者さんの**普段の体温（平熱）**を基準値として、その変動を観察・アセスメントします。平熱には**個人差**があるので、あらかじめ患者さんに聞いておくことが大切です。

体温の生理的変動

体温変動には**疾患や症状によるもの**と**生理的なもの**があり、生理的な変動を「**体温の生理的変動**」といいます。生理的変動は常に誰にでも起こっているので、体温のアセスメントをする際には生理的変動の影響を考慮します。

体温の基準値（成人）

体温	腋窩	36.0〜37.0℃
	口腔	腋窩温＋0.2〜0.5℃
	鼓膜	口腔（舌下）温より高い
	直腸	腋窩温＋0.8〜0.9℃

体温の生理的変動

	体温高め	体温低め
年齢	新生児や小児	高齢者
日内変動	午後3時〜午後8時	午前2時〜午前6時
活動や運動	●運動や食事、入浴のあと ●興奮状態のとき	就寝中
女性の性周期	排卵後	排卵前

熱型

数日間の体温を記録すると、疾患によって特有の変動パターンの熱型がみられることがあります。

代表的な熱型

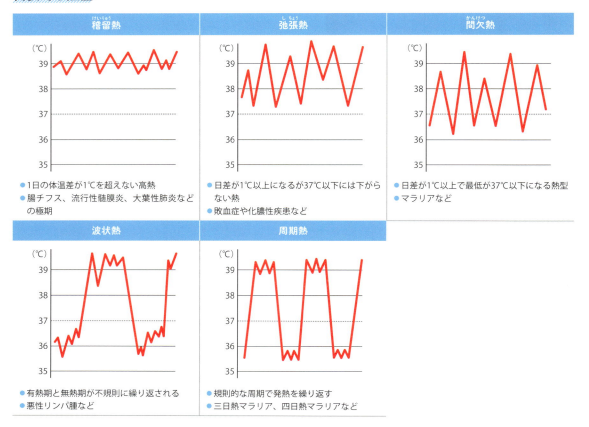

稽留熱
- 1日の体温差が1℃を超えない高熱
- 腸チフス、流行性髄膜炎、大葉性肺炎などの極期

弛張熱
- 日差が1℃以上になるが37℃以下には下がらない熱
- 敗血症や化膿性疾患など

間欠熱
- 日差が1℃以上で最低が37℃以下になる熱型
- マラリアなど

波状熱
- 有熱期と無熱期が不規則に繰り返される
- 悪性リンパ腫など

周期熱
- 規則的な周期で発熱を繰り返す
- 三日熱マラリア、四日熱マラリアなど

POINT 異常時の観察・ケアのポイント

体温上昇期および低体温時の観察・ケアのポイント

観察のポイント

- 体温上昇期や低体温時は、以下の症状の有無や程度を観察します。
  - ▶悪寒（寒気）
  - ▶戦慄（ぶるぶる震える）
  - ▶頭痛
  - ▶倦怠感
  - ▶顔面蒼白
  - ▶末梢や皮膚の冷感
  - ▶チアノーゼ
  - ▶立毛

ケアのポイント

- 平熱に戻るまで体温をこまめに測定します。
- 患者さんは強い寒気を感じることが多いので、掛け物を増やしたり、電気毛布や湯たんぽなどで**温罨法**を行い、保温します。

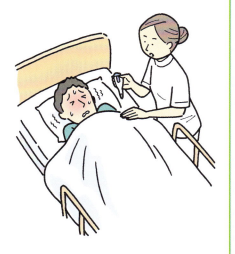

高体温時（極期）および体温下降中（解熱期）の観察・ケアのポイント

観察のポイント

- 以下の症状の有無や程度を観察します。
  - ▶頻脈や頻呼吸
  - ▶眩暈（めまい）
  - ▶倦怠感
  - ▶顔面の紅潮
  - ▶多量の発汗や発汗による口渇

ケアのポイント

- 平熱に戻るまで体温をこまめに測定します。
- 体温の放散を促進して解熱しやすいように、掛け物を減らしたり薄手の寝衣に着替えます。
- 発汗が多い場合には、清拭や寝衣交換をします。また、脱水を予防するために飲水を促します。
- 体熱感や倦怠感が強い場合には、氷枕などで**冷罨法**を行うと不快感が軽減します。動脈に近い部位で冷罨法を行うと効果的です。

効果的な冷罨法の部位

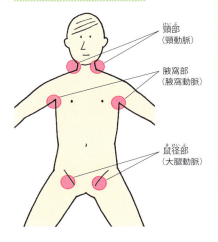

頸部（頸動脈）
腋窩部（腋窩動脈）
鼠径部（大腿動脈）

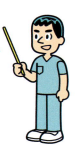

体温上昇時は身体をしっかり温め、体温下降時は身体をしっかり冷ますことを意図してケアしましょう

脈拍

脈拍の基礎知識

脈拍とは

　心臓が収縮して血液を送り出すと、その圧力は血管を押し広げながら全身（末梢）に向かって波のように進みます。このときの波を**脈拍**といいます。脈拍は、脈拍数や脈拍のリズム、脈拍の強さなどの情報を総合してアセスメントします。これらを観察して、**心臓が周期的に収縮しているか、心臓から血液がきちんと送り出されているか**を把握することができます。

　心臓の収縮は、**洞結節（洞房結節）**から発せられる電気刺激が**刺激伝導系**を通じて伝わり、心房や心室の心筋が収縮することで生じます。脈拍を観察することは、この刺激伝導系の**異常の有無**を観察することにもつながります。

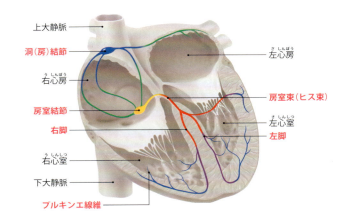

刺激伝導系

脈拍数とは

　脈拍の拍動の回数です。脈拍数の単位は「**回**」です。脈拍数は**1分間**の回数なので、**〇回/分**または**〇bpm**（beats per minute）と表します。

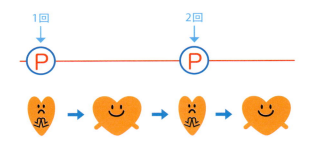

脈拍のリズムとは

　脈拍の触れかたの規則性のことを脈拍のリズムといいます。通常、心臓は一定のリズムで収縮して血液を送り出しているので、**脈拍のリズムも一定**です。疾患などで心臓のリズムが乱れると、脈拍のリズムも乱れます。脈拍のリズムの乱れのことを**リズム不整**といいます。

　リズム不整がなかった場合には「**リズム不整なし**」、リズム不整があった場合には「**リズム不整あり**」と表します。

24

脈拍のリズム（正常とリズム不整の種類）

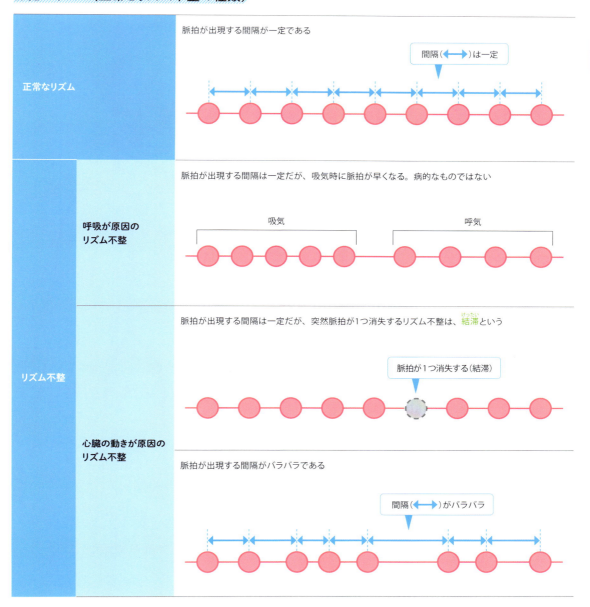

脈拍の強さとは

脈拍の強さは、脈拍を触れている指に感じる脈拍の強さのことで、**収縮期血圧と拡張期血圧の差の大きさ**に比例します。差が大きければ脈拍は強く触れ、差が小さければ脈拍は弱く触れます。**血圧が低いときにも脈拍は弱く触れます。**

また、左右で**脈拍の強さに差がある**場合は、弱い側の動脈が狭窄していることが考えられます。

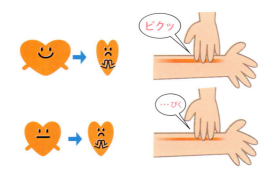

脈拍の測定部位

体の表面から触れやすい**動脈**で測定します。簡単に触れることができる手首付近の**橈骨動脈**で測定するのが一般的です。

体表から触れやすい動脈と触れかたのポイント

浅側頭動脈
- 触れる位置
  耳珠の根元にあるくぼみの上方
- 触れかたのポイント
  顔を横に向ける

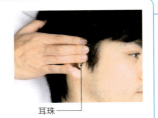
耳珠

腋窩動脈
- 触れる位置
  腋窩
- 触れかたのポイント
  腕を挙上する

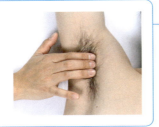

橈骨動脈 ← 脈拍測定でよく使われる動脈
- 触れる位置
  手関節の中枢側の橈骨付近
- 触れかたのポイント
  手関節を伸展（背屈）ぎみにする

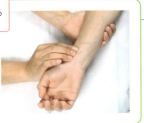

尺骨動脈
- 触れる位置
  手関節の中枢側の尺骨付近
- 触れかたのポイント
  手関節を伸展（背屈）ぎみにする

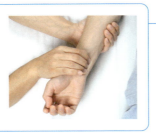

足背動脈
- 触れる位置
  長母趾伸筋腱と第2趾の長趾伸筋腱の間
- 触れかたのポイント
  仰臥位で両足を伸展する

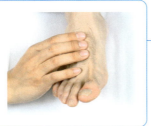

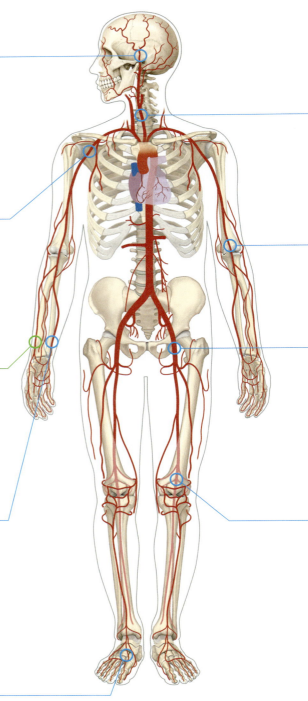

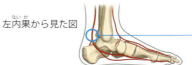
左内果から見た図

26

総頸動脈

- **触れる位置**
  甲状軟骨の高さで胸鎖乳突筋手前の溝付近
- **触れかたのポイント**
  測定側と反対側に顔を向ける

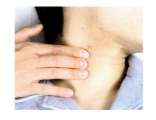

 脳への血流を遮断してしまうので、左右の総頸動脈を同時に強く圧迫しない

上腕動脈

- **触れる位置**
  肘窩の尺骨側
- **触れかたのポイント**
  肘関節をしっかり伸展する

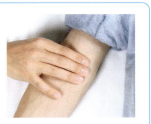

大腿動脈

- **触れる位置**
  鼠径部
- **触れかたのポイント**
  仰臥位で下肢を伸展し、股関節をやや外旋させる

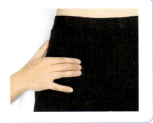

膝窩動脈

- **触れる位置**
  膝窩中央
- **触れかたのポイント**
  腹臥位で膝関節をしっかりと伸展する

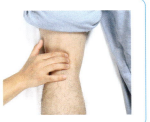

後脛骨動脈

- **触れる位置**
  内果とアキレス腱の間
- **触れかたのポイント**
  股関節をやや外旋位とする

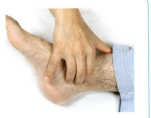

POINT

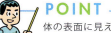

体の表面に見える紫〜緑色の血管（静脈）では脈拍を測定できません。静脈には動脈のような強い拍動がないためです。

脈拍測定では、動脈の拍動を正確に測定するために**第2、3、4指**を**動脈の走行に沿わせる**ことが大切です。3本の指がしっかりと目標とする動脈の真上に位置するように指を置きます。

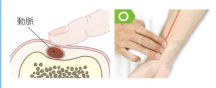

ワンポイントレクチャー
指で測定する必要があるか

電子血圧計やパルスオキシメーターには脈拍数を自動的に測定する機能があり、数秒で脈拍数を測定できます。しかし、この機能では脈の強さやリズムまでは測定できません。脈拍を詳細に観察するためには、機器に頼るのではなく、看護師の指で測定することが重要です。

COLUMN 脈拍と血圧の関係

心臓から離れた動脈では血圧が低ければ低いほど脈拍が触れにくくなります。

この原理を応用すれば、血圧計がなくても脈拍が触れる動脈を確認するだけで「**最低このくらいの血圧は維持できている**」ことが予測できます。

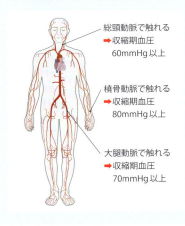

総頸動脈で触れる
➡ 収縮期血圧
　60mmHg 以上

橈骨動脈で触れる
➡ 収縮期血圧
　80mmHg 以上

大腿動脈で触れる
➡ 収縮期血圧
　70mmHg 以上

橈骨動脈による脈拍測定

必要物品
- 秒針付きの時計（またはストップウォッチ）

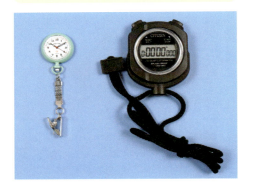

COLUMN　なぜデジタル時計ではなく秒針付きの時計なのか

20秒や30秒で脈拍測定をする場合、デジタル時計では測定開始時間の秒数（数字）を覚えたり測定終了時間を計算しなければなりません。それらを脈拍数を数えながら行うのは困難です。

秒針付きの時計では、針の向きを覚えれば**測定開始時間や測定終了時間を簡単に把握することができます**。この簡便さによってデジタル式ではなく秒針付きの時計が推奨されています。

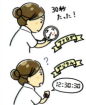

手順

① 患者さんに脈拍測定を行う目的や方法を説明し、同意を得る。

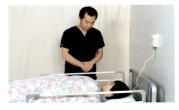

② **飲食後、運動後、入浴後**などの脈拍測定は避け、30分ほど待ってから測定する。
（根拠）飲食や運動、入浴などによって脈拍が速くなり（生理的変動）、正確な値を測定できないため。

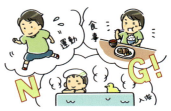

③ 第2、3、4指を動脈の走行に沿わせて、橈骨動脈が1番強く触れる場所を探す。

橈骨動脈の探しかた

浅めに押さえる　　深めに押さえる　　2mm程度ずつ指をずらす

  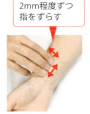

POINT
橈骨動脈の位置や深さは個人差があります。数秒間待って脈が触れない場合には、**数mmずつ上下左右に位置をずらしたり、押さえる力を弱くしたり強くしたり**して橈骨動脈が強く触れる場所を探しましょう。

注意！ 脈拍測定は第1指では行いません。
（根拠）第1指の動脈はほかの指より太く、患者さんではなく**自分の脈拍が触れてしまう**ため。

④ **1分間**脈拍の数を測定する。数を数えながら、**脈拍のリズムや強さ**も観察する。

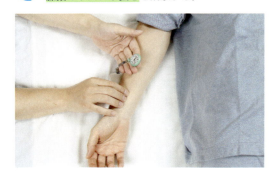

POINT

30秒間測定した値を2倍したり、20秒間測定した値を3倍したものを脈拍数とする場合がありますが、きちんと1分間測定した値に比べると誤差が生じやすくなります。1分より短い時間で測定する場合には、誤差が生じることに注意しましょう。

⑤ 脈拍の触れかたが弱い場合には、**脈拍の左右差**を測定する。

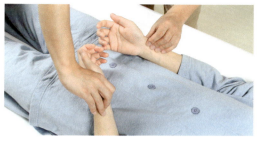

根拠 脈拍の触れかたが弱い場合には、血管の狭窄の可能性があるため。

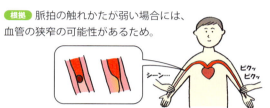

⑥ 患者さんの寝衣や体位、寝具を整える。

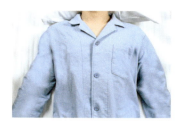

⑦ 測定結果を記録する。

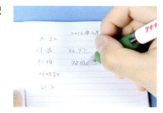

脈拍のアセスメントとケア

脈拍は、脈拍数、脈拍のリズム、脈拍の強さから、心臓が周期的に収縮して血液がきちんと全身に送られているか、**循環が保たれているか**をアセスメントします。

脈拍数の基準値

脈拍数の基準値は**右表**のとおりです。脈拍数が基準より多いことを**頻脈**、少ないことを**徐脈**といいます。

脈拍数の生理的変動

脈拍数は疾患や症状だけでなく、**生理的な要因**でも増減します。測定では生理的要因による影響をなるべく小さくすることが重要です。

脈拍数の基準値

	基準値
新生児（生後4週未満）	120～140回/分
乳児（生後1歳未満）	100～120回/分
幼児（1～6歳未満）	90～110回/分
学童（6～12歳未満）	80～90回/分
成人	60～90回/分
高齢者	50～70回/分

脈拍の生理的変動

脈拍数の増加	運動、食事、入浴、ストレス
脈拍数の減少	睡眠中

POINT 異常時の観察・ケアのポイント

脈拍の異常は、**全身の循環動態に何らかの異常があるか、異常のリスクがある**ことを意味します。全身の循環動態に異常があると、血圧低下や血圧低下に伴う脳虚血（脳に必要な血液が不足する状態）によって意識レベルが低下します。血圧低下や意識レベルの低下は、生命に重大な危険を与える可能性があります。

脈拍異常時の観察・ケアのポイント

観察のポイント
- 意識レベルの確認を行います。
- 自覚症状の有無を確認します。
- 血圧測定を行います。

ケアのポイント
- バイタルサインと自覚症状の有無や変化を継続的に観察します。

呼吸

呼吸の基礎知識

呼吸とは

酸素を体内に取り込んで、二酸化炭素を体の外へ出すことを**呼吸**といいます。呼吸では、患者さんが息を吸ったり吐いたりする動作だけではなく、吸った**酸素が体のすみずみに行き渡っているかどうか**も観察します。

呼吸の観察項目

呼吸の観察では、**呼吸数**や**呼吸のリズム**、**呼吸の深さ**などを観察し、適切に息を吸ったり吐いたりできているかを観察します。さらに、酸素を取り込んで全身に行き渡っているかを、**呼吸困難**や**チアノーゼ**などで観察します。

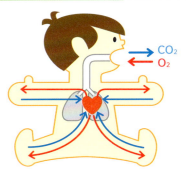

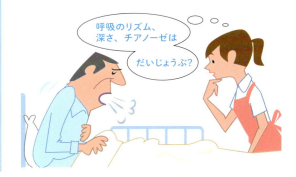

呼吸数とは

呼吸数は呼吸の回数のことで、呼吸数の単位は「**回**」です。呼吸数は1分間の回数なので、**〇回/分**または**〇bpm**(breaths per minute)と表します。

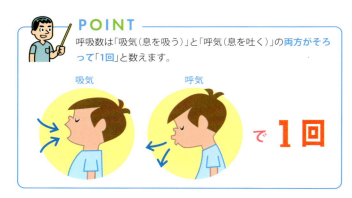

POINT
呼吸数は「吸気(息を吸う)」と「呼気(息を吐く)」の**両方がそろって「1回」**と数えます。

呼吸のリズムとは

呼吸のリズムとは呼吸の規則性のことです。通常呼吸は一定間隔で吸ったり吐いたりを繰り返し、これを「**規則的な呼吸**」といいます。間隔がバラバラな呼吸を「**不規則な呼吸**」といいます。

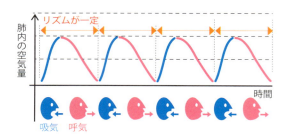

呼吸の深さとは

呼吸の深さは、1回の呼吸で吸ったり吐いたりする**空気の量(1回換気量)**を表します。深い呼吸では1回換気量は多く、浅い呼吸では1回換気量は少なくなります。通常、成人の1回換気量は**約500mL**です。

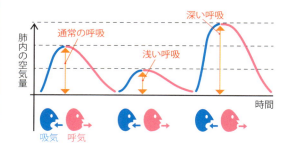

呼吸困難とは

呼吸困難とは、呼吸するときに患者さんが感じる**息苦しさ**のことです。呼吸困難は患者さんの**自覚症状**なので、患者さんに「息苦しさがあるかどうか」を問診しましょう。呼吸困難がある場合には患者さんが苦痛の表情をしていたり、「**努力呼吸**」(P.32参照)とよばれる特徴的な見た目(外観)が出現することがあります。

呼吸困難では、患者さんと看護師の症状の感じかたに差が生じることがあります。**mMRC息切れスケール**や**ボルグ(Borg)スケール**を使用することで、呼吸困難の症状をより正確に把握できるようになります。

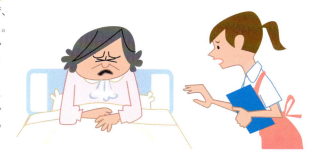

呼吸困難を測定するためのスケール

mMRC息切れスケール

- 日常生活に対する呼吸困難(息切れ)の影響を測定する

グレード分類	あてはまるものにチェックして下さい(1つだけ)	
0	激しい運動をしたときだけ息切れがある。	☐
1	平坦な道を早足で歩く、あるいは緩やかな上り坂を歩くときに息切れがある。	☐
2	息切れがあるので、同年代の人よりも平坦な道を歩くのが遅い、あるいは平坦な道を自分のペースで歩いているとき、息継ぎのために立ち止まることがある。	☐
3	平坦な道を約100m、あるいは数分歩くと息継ぎのために立ち止まる。	☐
4	息切れがひどく家から出られない、あるいは衣服の着替えをするときにも息切れがある。	☐

ボルグ(Borg)スケール

- 患者さんの自覚している呼吸困難を0〜10で測定する

段階	呼吸困難の程度
0	全く感じない
0.5	ごくごく軽い(やや感じる程度)
1	ごく軽い
2	少し
3	中程度
4	やや強い
5	強い
6	
7	とても強い
8	
9	非常に強い(ほぼ最大)
10	最大に強い

チアノーゼとは

チアノーゼは、皮膚や粘膜が暗紫色になる状態のことです。**口唇**や**口腔粘膜**、**耳朶(耳たぶ)**、**爪床(爪)**などに出現します。酸素と結合していない**還元ヘモグロビンが5g/dL以上**になるとチアノーゼが生じるため、血液中の酸素不足の指標とすることがあります。

チアノーゼの出現は還元ヘモグロビンの絶対量に左右されるため、貧血ではチアノーゼは生じにくくなります。

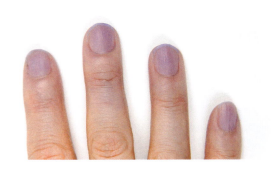

努力呼吸、異常な呼吸とは

努力呼吸は、必要な酸素を体内に取り込むために通常の呼吸では使用しない**呼吸補助筋**（胸鎖乳突筋や斜角筋など）を使って呼吸している状態で、異常な呼吸の1つです。

努力呼吸のほかにも呼吸の異常を示す特徴的な見た目（外観）の呼吸があります（**下表**）。

異常な呼吸の種類と特徴

呼吸の種類	努力呼吸	鼻翼呼吸	下顎呼吸（あえぎ呼吸）
特徴	● 吸気時に呼吸補助筋（胸鎖乳突筋や斜角筋など）が隆起し、呼吸に合わせて肩が大きく動く ● 呼吸不全の患者さんにみられる	● 吸気時に鼻翼がふくらむ ● 呼吸不全の患者さんにみられる	● 吸気時に下顎が大きく下がり、あえぐように息を吸う ● 通常の呼吸よりも吸気時間が極端に短くなり、呼気時間は長くなる ● 呼吸停止の直前にみられる

呼吸の種類	奇異呼吸		陥没呼吸
	シーソー呼吸	動揺胸郭・フレイルチェスト	
特徴	● 吸気時に腹部が陥没し、呼気時には腹部がふくらむ ● COPD*（慢性閉塞性肺疾患）の患者さんなどにみられる	● 吸気時に胸部が陥没し、呼気時には胸部がふくらむ ● 多発肋骨骨折の患者さんにみられる	● 吸気時に肋間や剣状突起部、胸骨の上部や下部が陥没する ● 新生児や乳幼児の上気道閉塞でみられる

ワンポイントレクチャー

ばち状指

ばち状指（ばち指）とは、手や足の指先が**太鼓のばちのようにふくれた状態**の指のことをいいます。

ばち状指は**低酸素状態が数か月間続くと出る症状**です。日々変化する症状ではないので、一度ばち状指の有無を観察したあとは**頻繁に観察する必要はありません。**

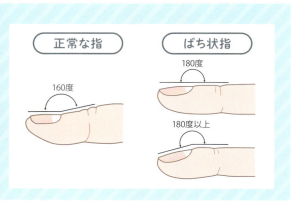

呼吸測定

注意! 呼吸は意識的に速くしたり遅くしたりできます。呼吸を測定するときに「呼吸を数えますね」と説明すると、**患者さんが呼吸を意識的に調節してしまうので**正確に測定できません。呼吸を測定するときには脈拍測定と組み合わせて、呼吸を測定していることを患者さんに意識させない（知られない）工夫が必要です。

POINT
呼吸測定の最中に患者さんが会話をすると正確な呼吸数の測定ができません。すべての測定が終わるまで話をしないように、あらかじめ患者さんに説明しておきましょう。

手順

① 脈拍数を1分間数え終えたら（P.28〜29「橈骨動脈による脈拍測定」の④の続き）、脈拍を測定している看護師の手は患者さんの橈骨動脈に置いたままにする。

根拠 呼吸を測定することを患者さんに伝えてしまうと患者さんが意識的に呼吸を調整してしまい、正確な測定ができなくなるため。

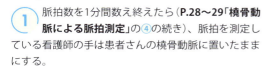

② 患者さんの胸部に看護師の目線をうつし、患者さんの呼吸数を1分間測定する。呼吸のリズムと深さも観察する。

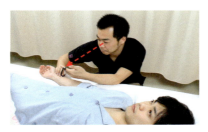

③ 呼吸困難や努力呼吸の有無、チアノーゼなどを観察する。

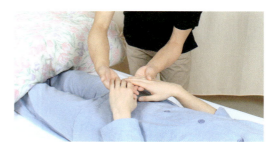

④ 患者さんの寝衣や体位、寝具を整える。

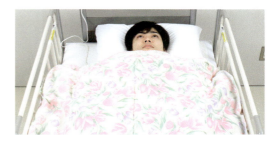

⑤ 測定結果を記録する。

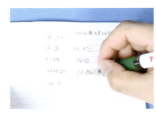

POINT
呼吸数は**胸郭の動き**をみて数えます。寝具などがじゃまで胸郭が見えない場合には事前に寝具を外します。患者さんの正面から胸郭を見ると胸郭の動きがわかりにくいので、胸郭の動きを観察するときには患者さんの**真横から見る**ようにしましょう。

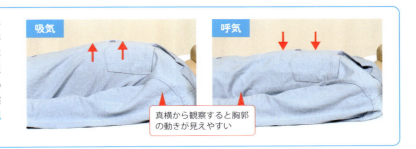

真横から観察すると胸郭の動きが見えやすい

呼吸のアセスメントとケア

呼吸は**呼吸数**、**呼吸のリズム**、**呼吸の深さ**や**呼吸困難**、**チアノーゼ**、**努力呼吸の有無**などでアセスメントします。

呼吸の生理的変動

呼吸の変動は**疾患や症状によるもの**と**生理的なもの**があり、生理的な変動を「**呼吸の生理的変動**」といいます。

生理的変動は常に誰にでも起こっているので、呼吸のアセスメントでは生理的変動の影響を考慮します。

呼吸の生理的変動

肥満	体位	運動
通常の体型の人に比べて呼吸の深さが浅くなる	立位や座位では仰臥位に比べて呼吸の深さが深くなる	運動すると呼吸数が増加する
根拠 脂肪により胸郭が動きにくくなるため、息を吸う量や吐く量が少なくなる	**根拠** 立位や座位の場合には、横隔膜が重力の影響で下がりやすくなるため	**根拠** 運動により体が必要とする酸素の量が増えるため

呼吸数の基準値

呼吸数の基準値は年齢によって異なります。成人では**16〜20回/分**です。基準値よりも呼吸数が多いことを**頻呼吸**、基準値よりも呼吸数が少ないことを**徐呼吸**といいます。

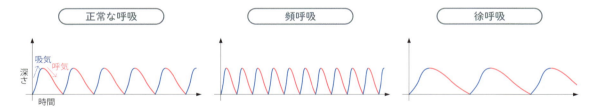

呼吸数の基準値

	新生児 （生後4週未満）	乳児 （生後1歳未満）	幼児 （1〜6歳未満）	学童 （6〜12歳未満）	成人
基準値	40〜50回/分	30〜40回/分	20〜30回/分	18〜20回/分	16〜20回/分

呼吸のリズムの異常

通常、呼吸のリズムは規則的です。何らかの異常がある場合には、呼吸のリズムは不規則になります。また、呼吸が一時的に止まってしまうことを**無呼吸**といいます。

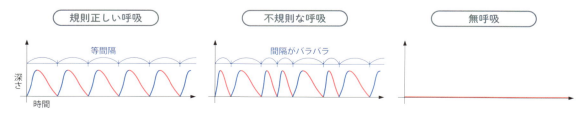

呼吸の深さの異常

通常の呼吸よりも深い呼吸を**過呼吸**、通常の呼吸よりも浅い呼吸を**減呼吸**といいます。

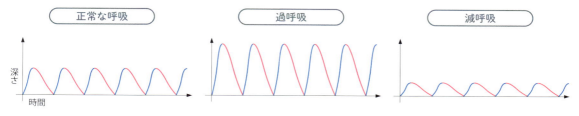

特殊な呼吸パターン

呼吸の型によって命名されている呼吸もあります。

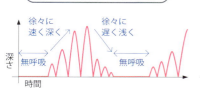 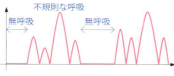 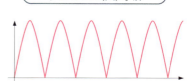

- 一定時間の無呼吸のあと、徐々に速く深い呼吸が起こる
- その後、徐々に呼吸が弱まり無呼吸になる

- 深さや速さが一定しない呼吸と無呼吸を不規則な周期で繰り返す

- 深い呼吸を規則的に繰り返す呼吸

👆 POINT 異常時の観察・ケアのポイント

呼吸で異常がみられた場合には、**生命を維持するための呼吸ができているか**を観察することが重要です。また、呼吸困難などの自覚症状を伴う場合には**呼吸を楽にするケア**が必要です。

👆 観察のポイント

- 意識レベルの確認を行います。
- 血圧測定を行います。
- SpO₂の測定やチアノーゼの観察を行います。
- 改善するまで継続的に呼吸の観察を行います。

👆 ケアのポイント

- 意識レベルや血圧低下がある場合、すぐに医師や看護師に連絡します。
- 呼吸困難などの苦痛症状がある場合、**右表**の対応をすすめます。

起座呼吸	口すぼめ呼吸
● 患者さんが臥位をとっている場合には、上半身を起こした体位（起座呼吸）をすすめます。 **根拠** 上半身を起こした体位をとることで、重力の影響で横隔膜が下がりやすくなり、1回換気量を増加させることができます。また、うっ血性心不全の場合は、起座位をとることで静脈還流量が減少して肺うっ血を軽減（改善）し、呼吸困難の改善が期待できます。 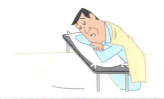	● 呼気時に口をすぼめながら息を吐く呼吸法である口すぼめ呼吸をすすめます。 **根拠** 口すぼめ呼吸をすることで呼気時につぶれてしまう気道や肺胞を広げておくことができ、呼吸困難が改善します。 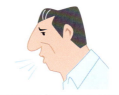

血圧

血圧の基礎知識

血圧とは

血圧とは、**心臓から押し出された血液**によって**血管の内部にかかる圧力**のことです。血圧を測定することで体内の循環動態をみることができます。

血圧の単位は **mmHg** で、**ミリメートルエイチジー**、または**ミリメートル水銀柱**、**ミリメートルマーキュリー**と読みます。

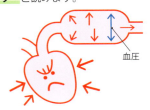

収縮期血圧、拡張期血圧とは

心臓が収縮したときの動脈の圧力を**収縮期血圧**（**最高血圧**、最大血圧）、心臓が拡張したときの動脈の圧力を**拡張期血圧**（**最低血圧**、最小血圧）といいます。**脈圧**は収縮期血圧と拡張期血圧の差です。

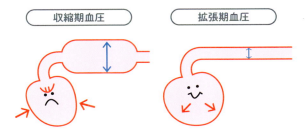

血圧の値に影響する因子

血圧は**下表**の6つの因子によって上昇または低下します。

血圧の値を規定する因子とその影響

	血圧上昇	血圧低下
心拍数	●心拍数の増加	●心拍数の減少
1回拍出量	●1回拍出量の増加	●1回拍出量の減少
末梢血管抵抗	●末梢血管抵抗の増加	●末梢血管抵抗の低下
循環血液量	●循環血液量の増加	●循環血液量の減少

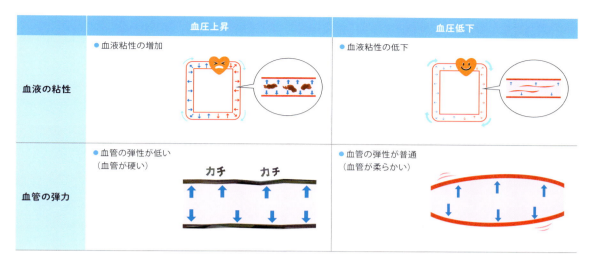

血圧の調整

血圧は頸動脈洞や大動脈などに存在する圧受容器で検知されています。血圧を一定に維持するため、血圧が上昇すると低下させる反応が、血圧が低下すると上昇させる反応が体内で起こります。血圧は**自律神経系による調整**と、**ホルモンなどの液性因子による調整**、**腎臓による調整**を受けています。自律神経系による調整は数秒で、液性因子や腎臓による調整は数分から数時間かけて出現します。

自律神経系による血圧の調整

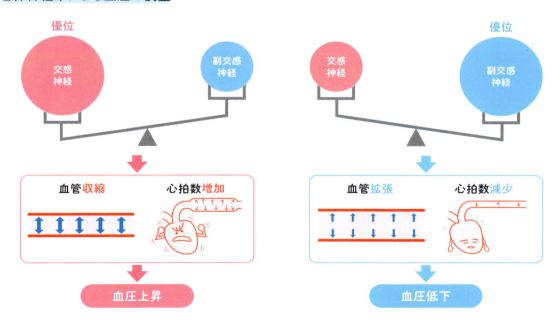

血圧に影響するホルモン

アンジオテンシンⅡ	アルドステロン	バソプレシン（抗利尿ホルモン）	心房性ナトリウム利尿ペプチド（ANP*）
●血管を収縮させる（血圧↑） ●アルドステロンの分泌を促す	●腎臓に作用して水とナトリウムの再吸収を促す（血圧↑）	●腎臓での水の再吸収を促す（血圧↑）	●腎臓でのナトリウムの再吸収を抑制し尿量が増える（血圧↓） ●血管を拡張させる（血圧↓） ●アルドステロンの分泌を抑制する

聴診法、触診法とは

聴診法や触診法は血圧の測定方法です。通常は**聴診法**で血圧測定を行います。

聴診法と触診法

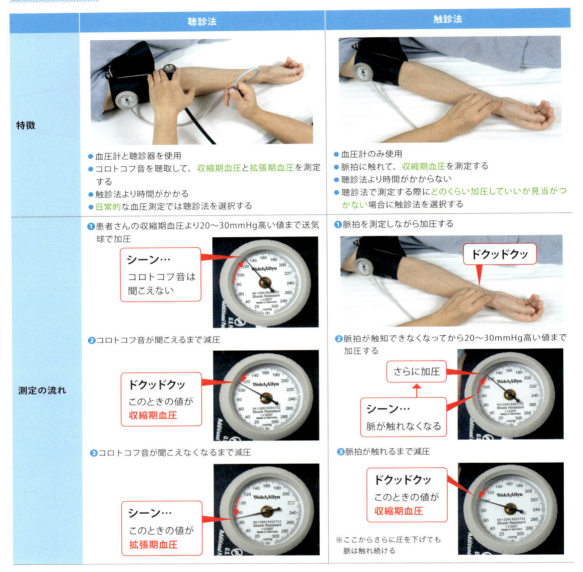

	聴診法	触診法
特徴	● 血圧計と聴診器を使用 ● コロトコフ音を聴取して、収縮期血圧と拡張期血圧を測定する ● 触診法より時間がかかる ● 日常的な血圧測定では聴診法を選択する	● 血圧計のみ使用 ● 脈拍に触れて、収縮期血圧を測定する ● 聴診法より時間がかからない ● 聴診法で測定する際にどのくらい加圧していいか見当がつかない場合に触診法を選択する
測定の流れ	❶患者さんの収縮期血圧より20～30mmHg高い値まで送気球で加圧 　シーン… コロトコフ音は聞こえない ❷コロトコフ音が聞こえるまで減圧 　ドクッドクッ このときの値が 収縮期血圧 ❸コロトコフ音が聞こえなくなるまで減圧 　シーン… このときの値が 拡張期血圧	❶脈拍を測定しながら加圧する 　ドクッドクッ ❷脈拍が触知できなくなってから20～30mmHg高い値まで加圧する 　さらに加圧 　シーン… 脈が触れなくなる ❸脈拍が触れるまで減圧 　ドクッドクッ このときの値が 収縮期血圧 ※ここからさらに圧を下げても脈は触れ続ける

COLUMN 電子血圧計は便利ですが万能ではありません

電子血圧計は簡単に血圧を測定できる便利な機器ですが、血圧が低い場合や不整脈がある場合には正確な測定ができないことがあります。看護師は患者さんの状態にかかわらず正確な血圧を知る必要があるので、電子血圧計に頼らない血圧測定を習得しましょう。

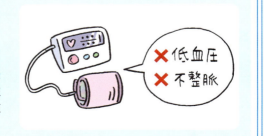

上肢での血圧測定（触診法、聴診法）

必要物品

1. アネロイド式血圧計
2. 聴診器
3. アルコール手指消毒薬
4. アルコール綿
5. ビニール袋（ゴミ袋）

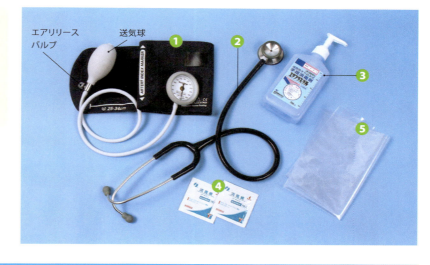

エアリリースバルブ　送気球

手順

測定前の準備

1. 血圧を測定する腕（右腕・左腕）を選択する。

右腕・左腕を選択する際のポイント

点滴をしている場合	点滴をしている側の腕では血圧測定を避ける。両上肢で点滴をしている場合には、下肢で測定を行う	**根拠** 血圧測定によって点滴中の腕を圧迫し血流を遮断してしまい、点滴の流速が変化してしまうため
麻痺がある場合	麻痺のある側の腕では、血圧測定を避ける	**根拠** 通常血圧測定では、圧をかけると患者さんは痛みやしびれを感じるが、麻痺がある場合には痛みやしびれを感じにくく、患者さんの自覚症状による異常の早期発見ができないため
リンパ節郭清術を受けた場合	乳がんの手術でリンパ節郭清を受けた側の腕では血圧測定は避ける	**根拠** リンパ節郭清をした側の腕はリンパの流れが悪くなっており、リンパ浮腫を起こしやすいため
シャントがある場合	シャント（人工透析を受ける患者さんの腕に造設される、動脈と静脈を吻合してたくさんの血流を得られるようにした太い血管の部分）のある側の腕では血圧測定を避ける	**根拠** 血圧測定で血流を遮断することによってシャントに強い負荷がかかり、シャントが閉塞するおそれがあるため

血圧計の準備

1. 測定部位に合わせてマンシェット（血圧計の腕に巻き付ける部分）の幅を選択する。マンシェットの幅は**測定部位の周囲径（まわりの長さ）の40％程度をめやす**とする（P.40図参照）。

    根拠 マンシェットの幅が広すぎると測定値が低くなってしまう。幅が狭すぎると測定値が高くなってしまう。

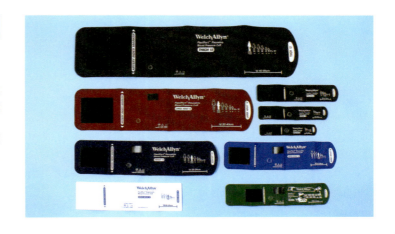

② マンシェットを硬い円筒形のものに巻き付け、エアリリースバルブを閉じる。

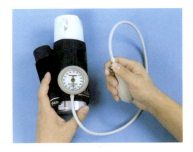

③ 送気球で空気を送り、加圧する。

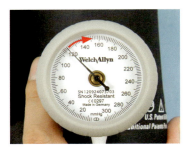

④ ある程度加圧したら表示針が動かないことを観察して空気が抜けていないことを確認する。

根拠 正確な測定値を得るために、空気漏れがないことを確認する。

ピタッ

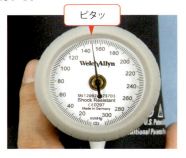

⑤ エアリリースバルブをゆるめてカフ（マンシェットの一部で、空気が入る袋の部分）内の空気をすべて排出させる。

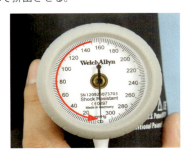

聴診器の準備

① 聴診器のイヤーピースを、「ハ」の字の向きに耳に装着する。

○

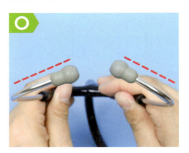

×

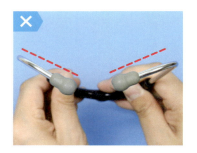

測定部位の周囲径とマンシェットの幅のめやす

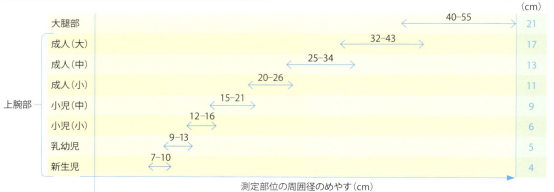

ウェルチ・アレン　フレックスポート™カフの場合
※上記はめやすであり、体格等の個人差を考慮する必要がある。

② 聴診器の膜型とベル型の切り替えが**膜型側**になっており、膜型が使用可能であることを確認する。
根拠 切り替えがベル型側になっていると音が聴こえないため。

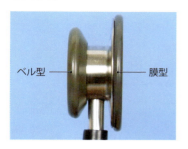

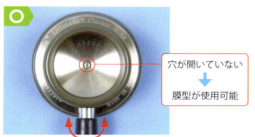
穴が開いていない
↓
膜型が使用可能

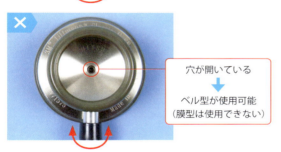
穴が開いている
↓
ベル型が使用可能
（膜型は使用できない）

患者さんの準備

① 患者さんに血圧測定を行う目的や方法などを説明し、同意を得る。患者さんが血圧測定前に**安静にしていたか**を確認する。安静にしていなかった場合には、10分ほど安静にしたのちに血圧測定を行う。
根拠 運動や入浴、食事などにより代謝が亢進すると血圧が上昇してしまうため（生理的変動）。

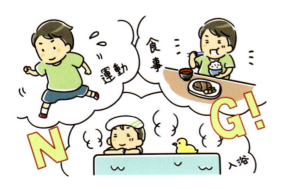

② 患者さんの体位を整える。**マンシェットを巻く部位の高さと心臓の高さが一致**するようにする。
根拠 マンシェットが心臓よりも高い位置の場合は測定値が低くなる。マンシェットが心臓よりも低い位置の場合は測定値が高くなり誤差が生じるため。

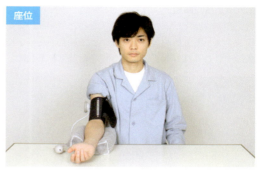
座位

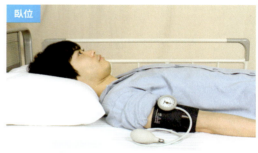
臥位

③ 測定する腕を露出する。露出する際に、まくり上げた**衣服で腕が圧迫されないように**する。
根拠 まくり上げた服で腕が圧迫されてしまうと測定値が正確でなくなるため。

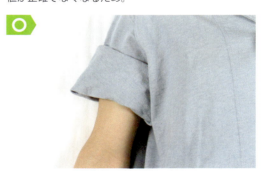

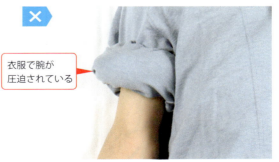
衣服で腕が圧迫されている

触診法による血圧測定

① 上腕部の上腕動脈を探し、**上腕動脈とマンシェットのマーカーが重なる**ようにマンシェットを上腕にあてる。さらに、マンシェットの下端が肘窩から**約2.5cm上（約2横指上）**にくるようにする。

根拠 マンシェットが肘窩に近すぎると肘関節の骨をマンシェットで締め付けてしまい、上腕動脈をうまく圧迫できなくなり、正確な値が得られなくなるため。

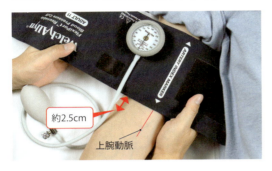

② **指が2本入る程度のきつさで**、マンシェットを上腕に巻き付ける。

根拠 巻きかたがきつすぎると測定値は低くなり、ゆるすぎると測定値は高くなってしまうため。

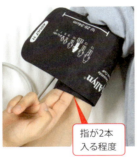

③ 文字盤の表示が看護師の**真正面**にくるようにする。

根拠 文字盤の表示を斜めから見て測定値を読むと、正確な数字を読み取ることができないため。

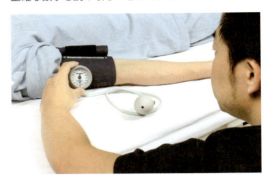

④ 看護師の**利き手で送気球を持ち**、エアリリースバルブを閉じる。

根拠 エアリリースバルブは利き手のほうが微調整しやすいため。

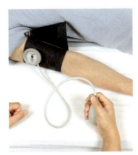 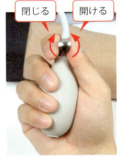

ワンポイントレクチャー
上腕動脈や橈骨動脈がうまく探せないとき

　血管の位置や深さは1人ひとり異なります。脈拍の触れかたも弱かったり強かったり人それぞれです。まずは**右図**を参考にして動脈走行部位を基準に示指、中指、薬指の3本の指をあてます。

　脈を探すときには**2〜3秒以上じっと待つ**のがコツです。脈を触知できないときには同じ部位で**少し弱め（浅め）**に押さえてみます。次に同じ部位で**少し強め（深め）**に押さえてみます。それでも脈が触知できない場合には**2mm程度縦方向や横方向に指をずらして**、再度普通、浅め、強めに触れてみます。これを脈が触知できるまで繰り返しましょう。

脈の探しかた

  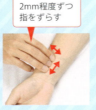

動脈の走行

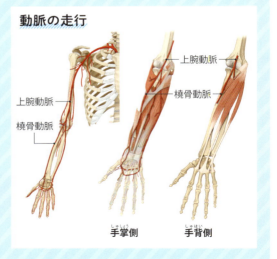

⑤ 利き手とは逆の手で**橈骨動脈**を触知する。

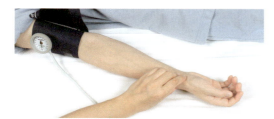

⑥ 橈骨動脈を触知しながら70mmHgまで一気に加圧し、脈拍が触知できなくなるまで、10mmHgずつ加圧する。

ドクッドクッ
脈はまだ触れる

加圧する

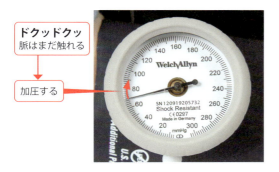

⑦ 橈骨動脈が触知できなくなったら、そこから**20〜30mmHg加圧**する。

20〜30mmHg加圧

シーン…
脈が触れなくなった！

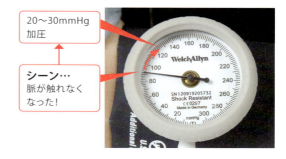

⑧ エアリリースバルブを静かに少しだけゆるめ、**1秒間に1目盛り**（2mmHg）の速さで減圧する。

1秒間に1目盛り減圧

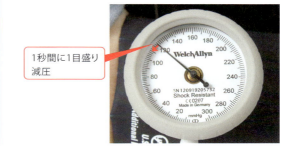

ワンポイントレクチャー

巻いたマンシェットがゆるすぎるとき

マンシェットを腕に巻き付けるときに締め付ける力が弱いことが原因です。

マンシェットの巻きかた

① まず、マンシェットの位置を決めます。

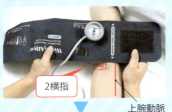

2横指

上腕動脈

② マンシェットの内側になる端の部分を押さえている手は、マンシェットを巻き付け終わるまで押さえ続け、離さないようにします。

この手は最後まで離さない

③ 反対の手でマンシェットを腕に沿わせるようになでつけます。

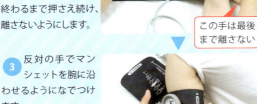

④ マンシェットの外側の端を引っ張りぎみにしながら以降の手順を進めます。

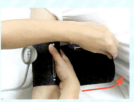

⑤ まずは腕の半分だけマンシェットを巻き付けます。

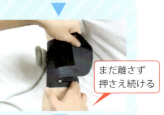

まだ離さず押さえ続ける

⑥ マンシェットの端を少し引っ張りぎみにしながらマジックテープを貼り付けます。最後にマンシェットと腕の間に2本の指が入るくらいの隙間があるかを確認しましょう。

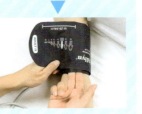

02 バイタルサインをマスターしよう／血圧

43

⑨ 脈拍が触知できたら値を記憶して(＝収縮期血圧)、エアリリースバルブをしっかりゆるめて**カフ内の空気をすべて抜き、表示針が0をさしている**ことを確認する。

根拠 カフに空気が残っていると腕に圧がかかったままになり、**うっ血(血流が滞った状態)**や**痛み**などを生じるおそれがあるため。

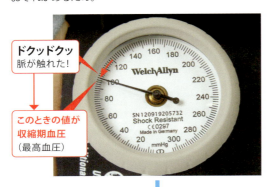

ドクッドクッ
脈が触れた!

このときの値が
収縮期血圧
(最高血圧)

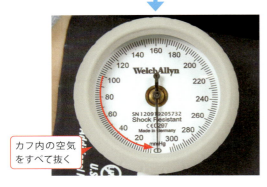

カフ内の空気
をすべて抜く

⑩ マンシェットを患者さんから外し、寝衣や体位、寝具を整える。チェストピースをアルコール綿で消毒する。

⑪ 測定結果を記録する。

ワンポイントレクチャー
一定の速さで減圧できないとき

エアリリースバルブを閉じるときに、きつく締めすぎているのが原因です。きつく締めれば締めるほど、開ける際に力が必要になり、その結果、勢いよくバルブが開放されて急激な減圧が起こります。エアリリースバルブを閉じるときは力を加えずにそっと行い、いったんバルブの動きが止まったらそれ以上締め付けないようにしましょう。

聴診法による血圧測定

● 触診法を行わずに聴診法で血圧測定をする場合には、「測定前の準備」「血圧計の準備」「聴診器の準備」「患者さんの準備」(**P.39〜41参照**)を先に実施する。

① **上腕動脈とマンシェットのマーカーが重なる**ようにマンシェットを上腕にあてる。さらに、マンシェットの下端が**肘窩から約2.5cm上(約2横指上)**にくるようにする。

根拠 マンシェットが肘窩に近すぎると肘関節の骨をマンシェットで締め付けてしまい、上腕動脈をうまく圧迫できなくなり、正確な値が得られなくなるため。

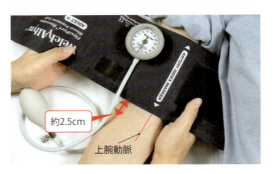

約2.5cm
上腕動脈

② **指が2本入る程度のきつさ**でマンシェットを上腕に巻き付ける。

根拠 巻きかたがきつすぎると測定値は低くなり、ゆるすぎると測定値は高くなってしまうため。

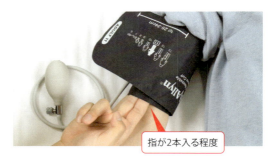

指が2本入る程度

③ 文字盤の表示が看護師の**真正面**にくるように移動する。

根拠 表示を斜めから見て測定値を読むと、正確な数字を読み取ることができないため。

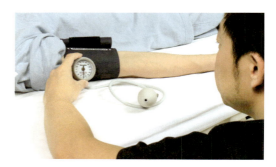

④ 肘窩の上腕動脈で脈が最も強く触れる場所を探し、その上に聴診器のチェストピースを置く。このとき、**チェストピースをマンシェットの下に入れない**。
根拠 チェストピースをマンシェットの下に入れ込んでしまうと上腕動脈への圧迫が不均衡になり、正確な値が測定できないため。

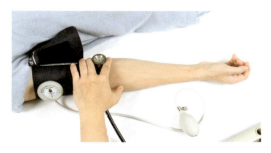

⑤ 看護師の**利き手で送気球を持ち**、エアリリースバルブを閉じる。
根拠 エアリリースバルブは利き手のほうが微調整しやすいため。

閉じる　開ける

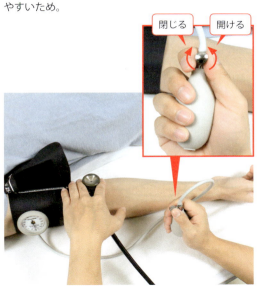

⑥ 問診や触診法で得た患者さんの収縮期血圧より**20〜30mmHg**高い値まで送気球で加圧する。
根拠 不必要に加圧すると患者さんに苦痛が生じるだけでなく、圧迫による内出血などを起こす可能性があるため。

収縮期血圧＋20〜30mmHg

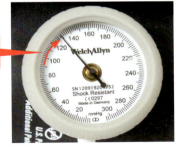

⑦ エアリリースバルブを静かに少しだけゆるめ、**1秒間に1目盛り（2mmHg）の速さで減圧**する。
根拠 減圧が速すぎても遅すぎても正確な値が測定できないため。

1秒間に1目盛り減圧

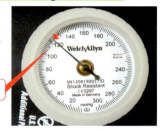

⑧ コロトコフ音（心臓の拍動に合わせて聴こえる血管の音）が**聴こえたら**このときの値（**収縮期血圧**）を記憶する。

ドクッドクッ
音が聴こえた！

このときの値が
収縮期血圧
（最高血圧）

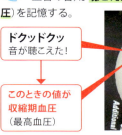
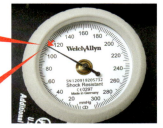

⑨ コロトコフ音が**聴こえなくなったら**このときの値（**拡張期血圧**）を記憶する。そのままの減圧スピードで10mmHg程度減圧して**コロトコフ音が再開しない**ことを確認する。
根拠 聴診間隙がないことを確認するため。

シーン…
音が聴こえなくなった

このときの値が
拡張期血圧
（最低血圧）

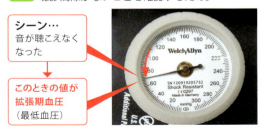

⑩ エアリリースバルブをしっかりゆるめてカフ内の空気をすべて抜き、表示針が0をさしていることを確認する。
根拠 カフに空気が残っていると腕に圧がかかったままになり、**うっ血（血流が滞った状態）**や**痛み**などを生じるおそれがあるため。

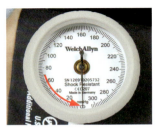

⑪ マンシェットを患者さんから外し、寝衣や体位、寝具を整える。チェストピースをアルコール綿で消毒する。

⑫ 測定結果を記録する。

下肢での血圧測定

必要物品

- 上肢での血圧測定（**P.39参照**）と同様

手 順

①「測定前の準備」「血圧計の準備」「聴診器の準備」を済ませておく（**P.39〜41参照**）。

② 患者さんに血圧測定を行う目的や方法などを説明し、同意を得る。

③ 患者さんが血圧測定前に**安静にしていたか**を確認する。患者さんが臥位以外の体位だった場合は仰臥位になってもらう。安静にしていなかった場合や体位を変えた場合には、10分ほど安静にしたのちに血圧測定を行う。

根拠 運動や入浴、食事などにより代謝が亢進すると血圧が上昇してしまうため、また、体位を変えることにより変動した血圧が落ち着くのを待つため（生理的変動）。

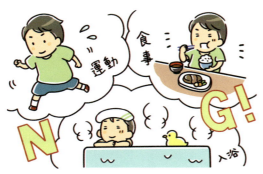

④ 測定する側の腓腹部（ふくらはぎ）までを露出する。露出する際に、まくり上げた**衣服で足が圧迫されないように**する。

根拠 まくり上げた衣服で足が圧迫されてしまうと測定値が正確でなくなるため。

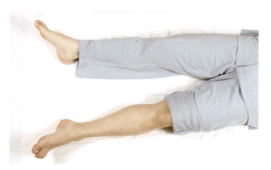

⑤ **後脛骨動脈とマンシェットのマーカーが重なる**ようにマンシェットを下肢にあてる。さらに、マンシェットの下端が**内果から2.5cm（約2横指上）**にくるようにする。

根拠 マンシェットが内果に近すぎると足関節の骨をマンシェットで締め付けてしまい、後脛骨動脈をうまく圧迫できなくなり、正確な値が得られなくなるため。

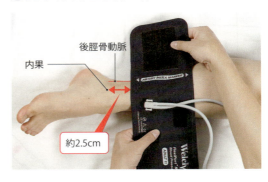

⑥ **指が2本入る程度のきつさ**でマンシェットを下肢に巻き付ける。

根拠 巻きかたがきつすぎると測定値は低くなり、ゆるすぎると測定値は高くなってしまうため。

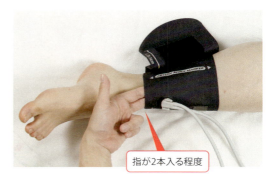

⑦ 文字盤の表示が看護師の**真正面**にくるように移動する。

根拠 表示を斜めから見て測定値を読むと、正確な数字を読み取ることができないため。

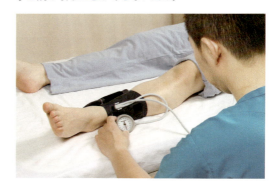

⑧ 内果後部の後脛骨動脈で脈が最も強く触れる場所を探し、その上に聴診器のチェストピースを置く。このとき、**チェストピースをマンシェットの下に入れない**。

根拠 チェストピースをマンシェットの下に入れ込んでしまうと後脛骨動脈への圧迫が不均衡になり、正確な値が測定できないため。

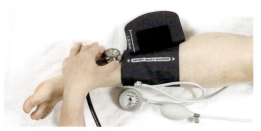

⑨ 看護師の**利き手で送気球を持ち**、エアリリースバルブを閉じる。

根拠 エアリリースバルブは利き手のほうが微調整しやすいため。

閉じる　開ける

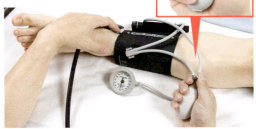

⑩ 問診や触診法で得られた患者さんの収縮期血圧**より20〜30mmHg**高い値まで送気球で加圧する。

根拠 不必要に加圧すると患者さんに苦痛が生じるだけでなく、圧迫による内出血などを起こす可能性があるため。

収縮期血圧＋20〜30mmHg

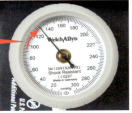

⑪ エアリリースバルブを静かに少しだけゆるめ、**1秒間に1目盛り（2mmHg）の速さで減圧**する。

根拠 減圧が速すぎても遅すぎても正確な値が測定できないため。

1秒間に1目盛り減圧

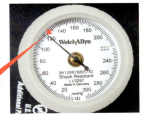

⑫ コロトコフ音（心臓の拍動に合わせて聴こえる血管の音）が**聴こえたら**このときの値（**収縮期血圧**）を記憶する。

ドクッドクッ
音が聴こえた！

このときの値が
収縮期血圧
（最高血圧）

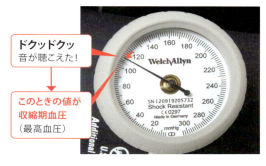

⑬ コロトコフ音が**聴こえなくなったら**このときの値（**拡張期血圧**）を記憶する。そのままの減圧スピードで10mmHg程度減圧して**コロトコフ音が再開しない**ことを確認する。

根拠 聴診間隙がないことを確認するため。

シーン…
音が聴こえなくなった

このときの値が
拡張期血圧
（最低血圧）

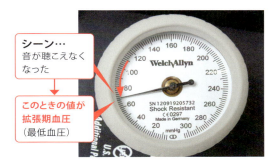

⑭ エアリリースバルブをしっかりゆるめてカフ内の空気をすべて抜き、表示針が0をさしていることを確認する。

根拠 カフに空気が残っていると腕に圧がかかったままになり、**うっ血（血流が滞った状態）**や**痛み**などを生じるおそれがあるため。

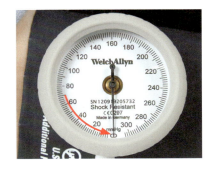

⑮ マンシェットを患者さんから外し、寝衣や体位、寝具を整える。チェストピースをアルコール綿で消毒する。

⑯ 測定結果を記録する。

47

ワンポイントレクチャー

コロトコフ音が途中で聴こえなくなったとき

通常コロトコフ音が**聴こえ始めた値が収縮期血圧（最高血圧）、聴こえなくなった値が拡張期血圧（最低血圧）**です。しかし、コロトコフ音がいったん聴こえなくなってから再度聴こえ始めるような場合があります。これは、**聴診間隙**で、コロトコフ音が欠如してしまう現象です。聴診間隙が現れた場合でも1秒に2mmHgずつ減圧し続けて、**再度コロトコフ音が聞こえた後に消失した値**を拡張期血圧（最低血圧）としましょう。

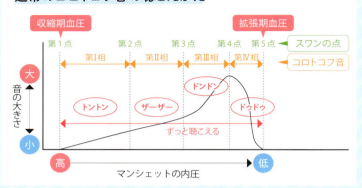

通常のコロトコフ音の聴こえかた

聴診間隙が現れてもそのまま減圧し続けて、再度音が消失した値を拡張期血圧とします

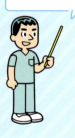

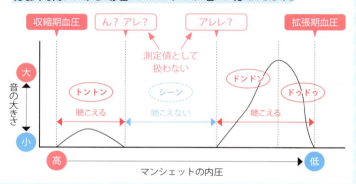

聴診間隙のある場合のコロトコフ音の聴こえかた

コロトコフ音以外の雑音が聴こえる場合

聴診法による血圧測定では、コロトコフ音以外の**雑音は極力排除**しましょう。

チューブ同士がぶつかる音

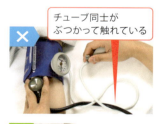
チューブ同士がぶつかって触れている

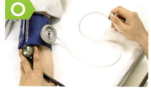

対策 あらかじめチューブ同士がぶつからないように配置する

チューブが衣服や寝具などに擦れる音

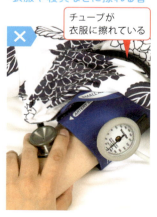
チューブが衣服に擦れている

対策 チューブが衣服や寝具に擦れないように配置する

チェストピースを押さえる指の音

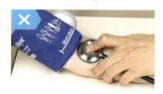

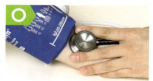

対策 チェストピースを押さえる指に力を入れると雑音が生じやすいので、指を皮膚に密着させるように押さえる

血圧のアセスメントとケア

血圧は患者さんの循環動態を反映する重要な指標で、高すぎても低すぎても患者さんの命に影響します。また、高血圧の状態が継続的に続くと脳卒中や循環器疾患などの疾患が発症しやすくなることが明らかになっており、血圧の変化が**一時的なのか持続するのか**、**その原因は何か**を把握することが必要です。

血圧の基準値と生理的変動

血圧の変動は**疾患や症状によるもの**と**生理的なもの**があります。

生理的変動は常に誰にでも起こっているので、血圧測定をする際には生理的要因による影響をなるべく小さくすることが重要です。

また、血圧のアセスメントをする際には**生理的変動の影響を考慮**します。

成人における血圧値の分類（診察室血圧）

(mmHg)

血圧上昇	収縮期血圧		拡張期血圧
正常血圧	<120	かつ	<80
正常高値血圧	120〜129	かつ	<80
高値血圧	130〜139	かつ/または	80〜89
Ⅰ度高血圧	140〜159	かつ/または	90〜99
Ⅱ度高血圧	160〜179	かつ/または	100〜109
Ⅲ度高血圧	≧180	かつ/または	≧110
（孤立性）収縮期高血圧	≧140	かつ	<90

日本高血圧学会高血圧治療ガイドライン作成委員会 編：高血圧治療ガイドライン2019．ライフサイエンス出版，東京，2019：18，表2-5．より転載、一部改変

血圧の生理的変動

気温	日内変動	体位
気温が高いと血圧は低くなり、気温が低いと血圧は高くなります	日中よりも夜間のほうが低くなります	臥位と立位での血圧を比較すると、立位では低くなります

運動、入浴、食事など	ストレス、痛み、精神的緊張など	タバコ、コーヒー、お酒などの摂取
代謝が亢進すると血圧は上昇します	交感神経が刺激され、血圧が上昇します	ニコチンやカフェイン、アルコールは血管の拡張や収縮に影響し、血圧を変動させます

POINT 異常時の観察・ケアのポイント

血圧が高いとき

観察のポイント

- 血圧が高いことによる**自覚症状**を確認します。多くの高血圧では自覚症状はありませんが、急激な血圧上昇では以下のような症状が出現することがあります。
  - ▶頭痛
  - ▶嘔気・嘔吐
  - ▶眼のかすみ
  - ▶意識障害
- 血圧の変化が急激に出現した場合には、その**きっかけになったできごと**がないか血圧測定の前のできごとを患者さんに聞いて原因を探ることも重要です。

ケアのポイント

- 急な血圧上昇の場合には、**臥床**して安静にします。
  - **根拠** 体動などの刺激によってさらに血圧が上昇することを防ぐため。
- **継続して血圧を観察**します。
- **自覚症状の変化**も継続して観察します。

血圧が低いとき

観察のポイント

- 血圧が低いときには生命維持に必要な血圧が維持できているかどうかを観察することが重要です。まずは、**意識があるかどうか**を確認します。
  - **根拠** 生命の維持に一番必要な脳の機能を維持できる血圧があるかどうかを判断するため。
- 次に、血圧が低いことによる**自覚症状**を確認します。低血圧では以下のような症状が出現することがあります。
  - ▶めまい
  - ▶立ちくらみ
  - ▶嘔気・嘔吐
  - ▶全身倦怠感
- 血圧の変化が急激に出現した場合には、その**きっかけになったできごと**がないか血圧測定の前のできごとを患者さんに聞いて原因を探ることも重要です。

ケアのポイント

- 急な血圧低下の場合には、**臥床**して安静にします。
  - **根拠** 血圧が低いときに立位をとるとさらに血圧が低下し、意識消失や転倒のおそれがあるため。
- 血圧が低いときには臥床し、**下肢を挙上**します。
  - **根拠** 下肢を挙上することで静脈還流を増やし、血圧を維持することができるため。

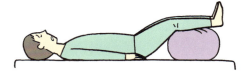

- **継続して血圧を観察**します。
- **自覚症状の変化**も継続して観察します。

COLUMN 服の上からマンシェットを巻いてもいいの？

　服を重ね着している患者さんの場合、マンシェットを巻く上腕の衣服をすべて脱ぐのは手間ですし、時間もかかります。服の上からマンシェットを巻いて測定してはいけないのでしょうか。
　衣服の上からマンシェットを巻いて血圧測定をすると、**測定値が高くなる**ことが明らかになっています。正確な血圧を測定するためには、衣服の上からマンシェットを巻くことは避けましょう。

意識

意識の基礎知識

意識とは

意識とは、自分と他人やまわりの環境を区別したり、呼びかけや問いかけなどのさまざまな刺激に対して的確に反応する機能やその状態をいいます。意識が保たれているか、どの程度障害されているのかを観察して、おもに**脳神経系のはたらき**を把握することができます。

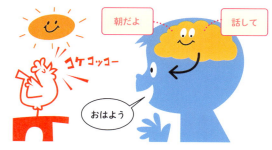

意識レベルとは

意識を評価するためには、患者さんになんらかの刺激を与えて、その反応を観察します。この反応の程度を**意識レベル（覚醒度）**といいます。

意識レベルが正常な状態を**意識清明**、意識になんらかの問題がある場合には**意識障害**があると表現します。

意識レベル（覚醒度）の分類

表現		刺激	反応
意識清明		普段の声で話しかけ、問いを発する	眼を開いてこちらを見て、正確に問いに反応する
意識混濁	傾眠・嗜眠	●大声で話しかける ●名前を呼ぶ	●眼を開いて反応し返答も返ってくるが、刺激をやめるとすぐに眠ってしまう ●自分から体を動かす自発運動もみられる
	昏迷	高い音を聞かせたり、明るい光を当てる	●刺激を避けようとして手足を引っ込める ●簡単な質問に応じる。自発運動もみられる
	半昏睡	痛み刺激を与える	●痛みを回避しようとするような動作（払いのける、体をよじるなど）をしたり、かろうじて眼を開くが、刺激をやめるとすぐに閉眼してしまう ●言葉による返答がある場合もまれにある ●自発運動はほとんどない
	昏睡	痛み刺激を与える	●眼を開かず、払いのけるような動作もみられない ●自発運動はまったくなく、筋肉は弛緩している

正常 ↑ 意識レベル（覚醒度） ↓ 低下

角濱春美：Smart nurse Books 03 ナビトレ 新人ナースひな子と学ぶフィジカルアセスメント―身体のみかた、患者対応がわかる．メディカ出版，大阪，2011，207より一部改変して転載

意識レベルを表現する用語

せん妄	軽度から中程度の意識混濁に幻覚、不安や興奮を伴っている状態。夢と現実の区別がつかなくなっているような反応をする
もうろう状態	軽い意識混濁があり、状況にそぐわない行動をする状態。じっと動かなかったり無意識に動き回ったり、不安や恐怖、怒りや興奮を伴って衝動的な行動をする。もうろう状態のときの記憶はない
失見当識・見当識障害	見当識とは、時間、場所、人物について正しく認識する能力のことで、失見当識(見当識障害)はこの能力に障害がある状態をいう。時間、場所、人物について質問し、いずれかひとつでも正しく答えられない場合には、失見当識がある(見当識障害がある)と判断する

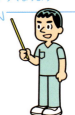

スケールだけでなく患者さんの言動にも着目すると、意識の変化を捉えやすくなります

スケールとは

意識はP.51表「意識レベル(覚醒度)の分類」と、上表「意識レベルを表現する用語」で示した用語で表現しますが、どの用語を選択するか迷いやすく、あいまいです。スケールは、意識を**数値化**して表現・評価するためのツールです。基準が明確なので緊急時でも迅速かつ的確に意識を評価できます。

さらに、スケールは数字で表すので**簡単に他者と共有する**ことができます。意識を評価するスケールの代表的なものには、ジャパン・コーマ・スケール(JCS：Japan Coma Scale)とグラスゴー・コーマ・スケール(GCS：Glasgow Coma Scale)の2種類があります。

JCS(ジャパン・コーマ・スケール)とGCS(グラスゴー・コーマ・スケール)の特徴

	JCS(ジャパン・コーマ・スケール)	GCS(グラスゴー・コーマ・スケール)
特徴	●数字が大きいほど重症 ●日本で広く使われている ●3段階がそれぞれ3つのレベルに分けられ、計9つあるため3-3-9度方式ともよばれる	●開眼機能、言語機能、運動機能の3要素から意識を評価し、各要素の合計点で意識状態を表す ●合計点が小さいほど重症(最低3点、健常者は最高の15点) ●国際的に使われている
メリット	●GCSに比べて簡便でわかりやすい ●GCSに比べて評価に時間がかからない ●GCSに比べて意識状態を簡潔に記録できる	●JCSに比べて詳細な評価が可能
デメリット	●覚醒の定義があいまいで、開眼のみで覚醒を評価してしまっている ●1桁の意識障害を認知症や失語と間違う可能性がある	●JCSに比べて評価が複雑で判定に時間がかかる ●合計点が同じ点数でも患者さんの状態が異なることがある

JCS(ジャパン・コーマ・スケール)

段階	レベル	反応
Ⅰ 刺激しなくても覚醒している (1桁の点数で表現)	1	だいたい清明だが、今ひとつはっきりしない
	2	時・人・場所がわからない(見当識障害)
	3	自分の名前、生年月日が言えない
Ⅱ 刺激で覚醒する (2桁の点数で表現)	10	普通の呼びかけで容易に開眼する
	20	大きな声または体を揺さぶれば開眼する
	30	痛み刺激を加えつつ呼びかけを繰り返すとかろうじて開眼する
Ⅲ 痛み刺激でも覚醒しない (3桁の点数で表現)	100	痛み刺激に対して払いのけるような動作をする
	200	痛み刺激に対して少し手足を動かしたり、顔をしかめる
	300	痛み刺激に対してまったく反応しない

桁や数字が大きいほど重症

※意識清明は「0(ゼロ)」と表現する。必要があれば、患者の状態を付加する。R(restlessness)：暴れている・不穏状態、I(incontinence)：失禁・失便、A(akinetic mutism, apallic state)：自発性がない
(例)JCS 10R

GCS（グラスゴー・コーマ・スケール）

段階	反応	スコア
E(eye opening)：開眼機能	自発的に、または普通の呼びかけで開眼する	4点
	強く呼びかけると開眼する	3点
	痛み刺激で開眼する	2点
	痛み刺激でも開眼しない	1点
V(best verbal response)：言語機能	見当識が保たれている	5点
	会話は成立するが見当識が混乱	4点
	発語はみられるが会話は成立しない	3点
	意味のない発声	2点
	発語みられず	1点
	気管挿管中などで発声ができない	T(1点)
M(best motor response)：運動機能	命令に従って四肢を動かす	6点
	痛み刺激に対し、手で払いのける	5点
	痛み刺激に対して四肢を引っ込める	4点
	痛み刺激に対して緩徐な屈曲運動（除皮質硬直）	3点
	痛み刺激に対して緩徐な伸展運動（除脳硬直）	2点
	運動みられず	1点

合計点が小さいほど重症

02 バイタルサインをマスターしよう／意識

ワンポイントレクチャー

痛み刺激を加えるときの注意点

爪への痛み刺激に反応がなかったからといって、「痛み刺激への反応なし」と判断してはいけません。末梢神経障害などによって**刺激が中枢へ届いていない可能性がある**からです。

痛み刺激を加えても反応がない場合は、**他の部位で痛み刺激を与えて**反応を観察します。

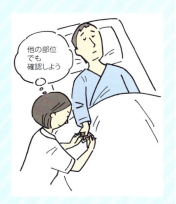

他の部位でも確認しよう

ワンポイントレクチャー

就寝中の意識レベルの確認

健康な人でも意識障害を起こすリスクはゼロではありませんが、就寝中の患者さんに声をかけて意識を確認すると、患者さんが寝不足になってしまいます。ここで大切なのは、**患者さんが意識障害を起こすリスクをしっかりアセスメントすること**です。リスクが高ければ、たとえ睡眠中であっても命を守るために声をかける必要があります。

リスクが高くない場合には、呼吸に変化がないかどうか、寝返りを打っているかどうかなどを経時的に観察することで意識障害の有無を間接的に観察することができます。

意識の評価

JCSでの意識の評価

JCSを用いた意識の評価は以下の手順で行います。

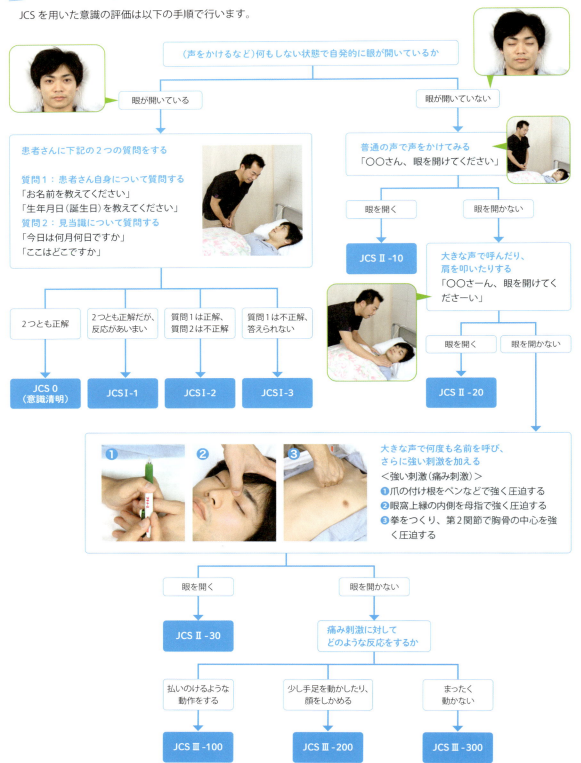

GCSでの意識の評価

GCSでは、開眼機能、言語機能、運動機能の各項目を別々に評価します。ただし、痛み刺激を加えたときの反応では開眼状態と運動機能を同時に評価します。

E（eye opening）：開眼機能の評価

V（best verbal response）：言語機能の評価

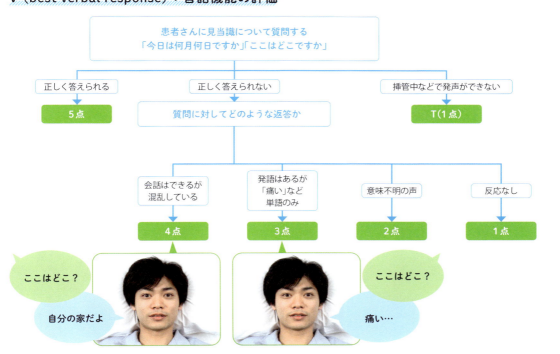

M（best motor response）：運動機能の評価

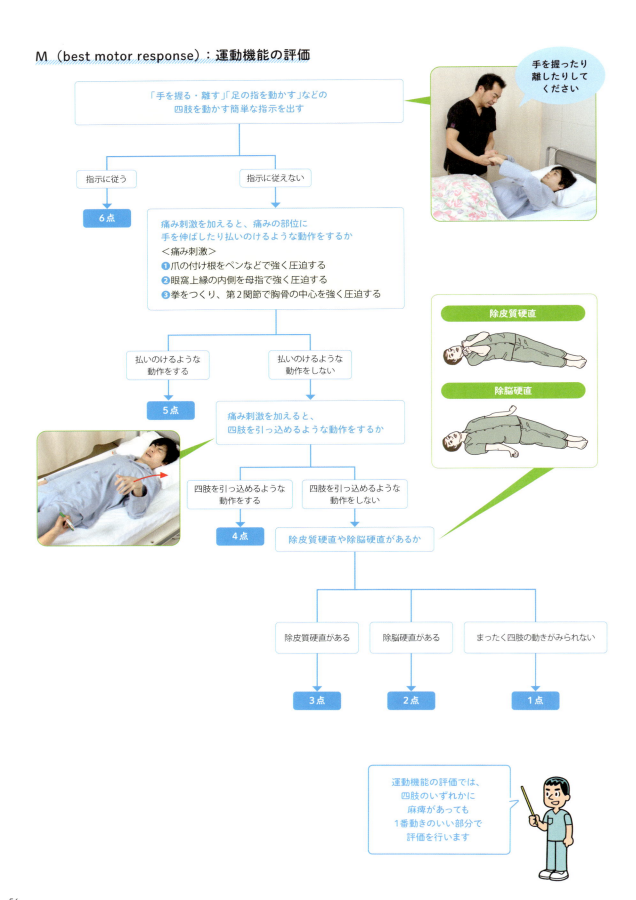

GCSは合計点で意識障害の程度を表現しますが、開眼や言語、運動機能のそれぞれが時間とともにどのように変化しているのかを観察することも重要です。そこで、合計点だけでなく各項目の点数を記録しておくと患者さんの状態の変化がわかりやすくなります。

GCSでの記録の例

日時	2/8 6:00	2/8 9:00	2/8 14:00	2/8 21:00
E：開眼機能	3	3	4	4
V：言語機能	2	3	3	4
M：運動機能	5	4	4	5
合計点	10	10	11	13

6時と9時で合計点は変化していませんが、運動機能は悪化し、言語機能は改善していることが読み取れます

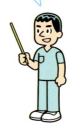

意識のアセスメントとケア

　意識は、**今の意識レベル**と**意識レベルの変化**（よくなっているのか、悪くなっているのか、変化がないのか）に注目します。さらに、**何が原因でこのような状態や変化が起こっているか**の理由を考えることが重要です。意識のアセスメントでは、患者さんの**疾患やバイタルサイン**などほかの測定結果と総合的に判断して患者さんの身体のなかで起こっている状態・変化を説明しましょう。

POINT 異常時の観察・ケアのポイント

意識障害があるときの観察・ケアのポイント

観察のポイント

- 意識障害が急激に出現した場合は、**生命の危機に直結する状態**であることを意味します。すぐに呼吸、脈拍、血圧、体温などの**バイタルサインを観察**します。また、意識障害のおもな原因である脳神経系の障害では**瞳孔所見**にも異常をきたすことが多いので、瞳孔の観察を行います（**P.126参照**）。
- 意識障害では、その変化を観察することが重要です。意識障害が急激に出現した場合には、観察する時間の間隔を短くして**細かな状態の変化を見逃さない**ようにします。

瞳孔の観察（P.126）では、瞳孔径、眼球の位置、対光反射などを確認します

ケアのポイント

　意識障害が急激に出現した場合は、**急激にバイタルサインが変化している可能性が高い**ので、それぞれのバイタルサインの項目を参考に、異常時のケアを行います。

バイタルサイン測定

バイタルサイン測定のポイント

POINT 1
正確に測定する

バイタルサインの測定値は、**患者さんの生命を示す数字**です。この数字が不正確だと、生命の危機を見逃してしまいます。練習を繰り返して正しい手技を習得し、正確な測定値を得られるように努めましょう。

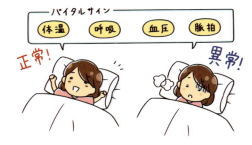

POINT 2
アセスメントも同時に行う

質の高い情報収集とアセスメントに必要なのは、**測定とアセスメントを同時に行う**ことです。バイタルサインを測定しながら測定値から患者さんの身体状況をアセスメントし、疾患や状態によって考えられる変化についてさらに必要な情報収集につなげていきます。

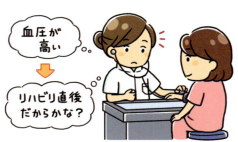

POINT 3
目的によって測定する順番を変える

バイタルサイン測定に決まった順番はありません。**測定する目的**によって測定順は変わります。

定期的なバイタルサイン測定の場合

定期的なバイタルサイン測定では、**短時間で測定する**ことを意図して測定順を考えます。測定時間が短ければケアにかける時間を長くできるためです。まず、体温計を挟んでもらい、**体温の測定中に血圧などを測定する**と短時間で済みます（P.61「効率よく時間を使ったバイタルサイン測定」参照）。

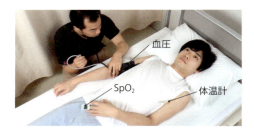

乳児や小児の場合

泣いてしまうとバイタルサインの測定値に影響します。そこで、**泣いてしまう前**に呼吸や脈拍、血圧を優先して測定するとよいでしょう。

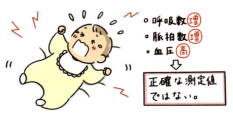

患者さんが急変した場合

意識と血圧の確認が最優先です。血圧計の準備はほかの看護師にまかせて、**すぐに患者さんに声をかけて意識を確認**しながら主要な動脈を触知して**血圧が維持できているか確認**します（**P.27「COLUMN」**参照）。

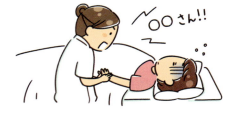

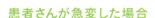

POINT 4
測定値は患者さんにも活用してもらう

測定値を患者さんに伝えることで、患者さんが**自分の身体の変化を知ったり、健康管理に役立てる**ことができます。そのために、数字だけでなく患者さんが理解できるようにその値の意味や変化の理由も付け加えるといいでしょう。

ただし、測定値を伝えることがデメリットになる場合もあります。例えば、不安を感じやすい患者さんは、回復が遅れているのではと不安が強くなることも考えられます。測定値を伝えることの患者さんへのメリットとデメリットをよく考えたうえで、伝えるかどうかを判断する必要があります。

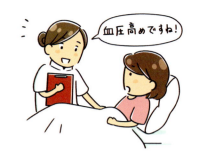

COLUMN カルテに呼吸数の記録がない場合の、呼吸数の測定

「記録がない＝呼吸数を測定していない」ということですが、看護師はいつも**呼吸数以外の呼吸に関する観察**を行って**呼吸に異常がないことを確認**しています。「ほかの看護師が測定していないから自分も測定しない」ではなく、**呼吸困難の有無**や**チアノーゼ**など呼吸数以外の情報収集をして呼吸に異常がないことを判断する必要があります。

バイタルサイン測定のながれ（全身麻酔の術後2日目の患者さんを受け持った場合）

手順

バイタルサイン測定前の準備

① 疾患に関連する症状や数値の変化を学習する

患者さんの疾患で観察すべき症状やバイタルサインの数値の変化について**事前に学習**し、手元のメモ帳などに書き留めておきます。本書を参考にして、事前にしっかり学習しましょう。

② 基準値と普段のバイタルサインの値を確認する

バイタルサインの**基準値**と**普段の患者さんのバイタルサインの測定値**を確認し、手元のメモ帳などに記録しておきます。測定時すぐに基準値や普段の値と比較して、患者さんの生命に危険が生じているかどうかを判断するためです。

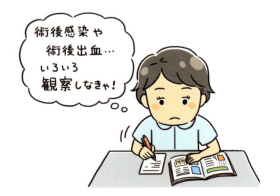

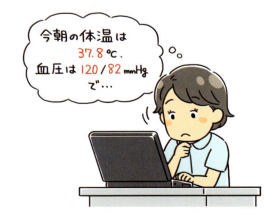

バイタルサイン測定

① バイタルサインを測定する

正確な測定値が得られるように、正しい手技で測定します。

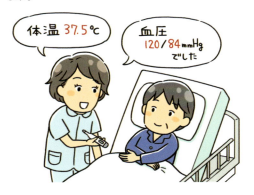

② 患者さんの疾患に関連する観察項目を情報収集する

症状は、7つの視点（**P.6参照**）で細かく情報収集します。詳細に情報収集することで、症状の原因特定やその後のケアを考えるのに役立ちます。

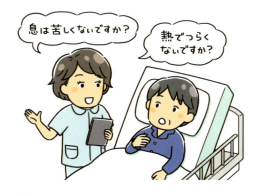

③ アセスメントする

測定値と、**事前に収集した情報や知識**とを比較します。患者さんの身体内で起こっていることを簡単な関連図を描くように、測定値や情報、知識をつなぎ合わせます。

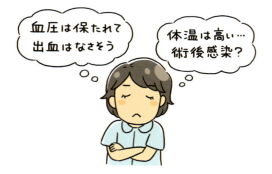

情報がつながる場合

あなたの測定や情報収集が十分である証拠です

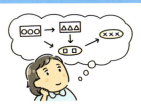

情報がつながらない場合

あなたの測定や情報収集が不十分であると考えられます。見落としている情報や数値がないかを確認して、追加で情報収集しましょう

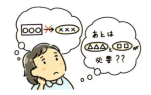

④ 報告する

測定値だけでなく、**観察した内容**や**アセスメント**も報告します。報告することで、自分のアセスメントの正確性や不足情報を確認することができます。不足情報があれば、①や②に戻ります。

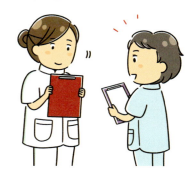

⑤ 記録する

記録することで、あなたが収集した情報やアセスメントを**ほかの看護師と共有**できます。質の高い情報やアセスメントを共有することで、ほかの医療従事者がその情報を活用し、より質の高い医療を提供することに役立てられます。

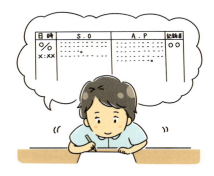

効率よく時間を使ったバイタルサイン測定

体温を測定しながら血圧などを測定する方法

必要物品
1. アネロイド式血圧計
   - 血圧計は使用前にチェックしておく（**P.39参照**）
2. 聴診器
3. 電子体温計
4. パルスオキシメーター（SpO₂モニター）
5. 秒針付きの時計（またはストップウォッチ）
6. アルコール手指消毒薬
7. アルコール綿
8. ビニール袋（ゴミ袋）

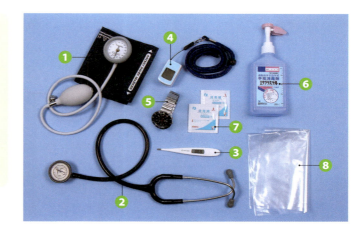

手順

説明と同意

① 患者さんにバイタルサイン測定を行う目的や方法を説明し、同意を得る。

必要物品の準備・チェック

① 必要物品を準備する。使用器具が正常に作動するか確認する。

患者さんの準備

① 患者さんの状態により**血圧測定の部位（右腕・左腕）を選択する**（**P.39参照**）。看護師は**血圧測定をする側のベッドサイド**に移動する。

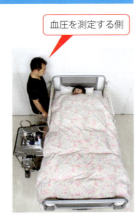

血圧を測定する側

② 患者さんが測定前に安静にしていたかを確認する。安静にしていなかった場合には、30分ほど安静にしたのちに測定を行う。

根拠 運動や入浴、食事などの影響によって測定値が変動してしまうため。

測定

① **体温測定**を行う。

根拠 体温は測定に時間がかかるため。測温開始から完了まで、ほかのバイタルサインを同時に測定してもそれぞれの測定値には影響しないため。

② 体温測定は**血圧測定する側とは反対の腕**で行う。

根拠 測温中に他のバイタルサインを測定することで時間を短縮できるため。

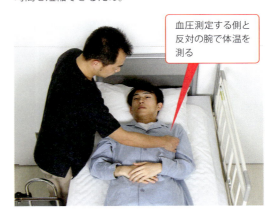

血圧測定する側と反対の腕で体温を測る

③ 患者さんに、体温測定終了の**電子音が鳴っても動かないでいてほしい**ことを伝える。

根拠 このあと測定する呼吸数や血圧の**測定値に体動が影響する**のを防ぐため。

④ バイタルサイン測定が完了するまでは**話をしないでほしい**ことを伝える。

根拠 このあと測定する呼吸数に会話が影響するのを防ぐため。

⑤ 体温測定を行う（**P.19〜20「腋窩温の測定」①〜⑥を参照**）。

⑥ **体温計を挿入した側の指**にパルスオキシメーターを装着し、SpO₂を測定する（**P.80〜81「SpO₂測定」を参照**）。

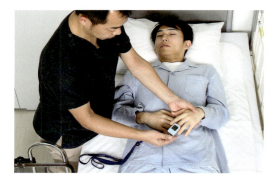

⑦ **血圧測定する側の橈骨動脈**に触れ、脈拍数と呼吸数を測定する（**P.28「橈骨動脈による脈拍測定」③〜④、P.33「呼吸測定」①〜③を参照**）。

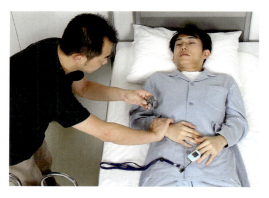

⑧ 脈拍、呼吸の測定値と観察した内容を記録する。

⑨ 血圧測定する側の腕を露出し、血圧を測定する（**P.41「患者さんの準備」②〜③、P.42〜44「触診法による血圧測定」①〜⑨、P.44〜45「聴診法による血圧測定」①〜⑩参照**）。

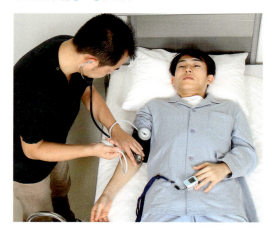

⑩ 血圧の測定値を記録する。

⑪ 体温計の測定終了の電子音が鳴ったことを確認後、体温計を外す。

⑫ パルスオキシメーターを患者さんから外す。

⑬ 体温、SpO₂の値を記録する。

⑭ 患者さんの体位、寝衣を整え、測定が終了したことを伝える。

⑮ 測定値とアセスメントを患者さんに伝える。

代表的な測定部位のパターン

体温を右腋窩で測定する場合

❷SpO₂モニタ　❶体温計　❸脈拍測定　❺血圧計　❹呼吸数測定

体温を左腋窩で測定する場合

小児のバイタルサイン測定のポイント

　指示の通りに動いたり質問に答えられる大人と違い、子どものバイタルサイン測定では**短時間で効率よく行う**ことが重要です。子どもに触れられる貴重な機会ですので、バイタルサイン測定だけでなく関連するフィジカルアセスメントも同時に行います。
　子どもは言葉で自身のことを十分に表現できません。表情や機嫌、泣きかたなど、**言葉以外の表現**もつぶさに観察します。
　いきなり測定するのではなく、測定前にいっしょにおもちゃで遊んだり、コミュニケーションをとるなど、看護師に慣れる時間をとり協力が得られるようにかかわるとスムーズなバイタルサイン測定につながります。保護者の協力を得ることも考慮しましょう。

説明と同意でのポイント

　実施前に**プレパレーション**を取り入れ、これからなにをするのか理解できるように血圧計などに触れながら説明を行います。
　測定に入る前に気をそらして不安や恐怖心を軽減する**ディストラクション**として、おもちゃやテレビ視聴などを取り入れてもよいでしょう。

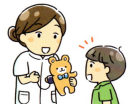

バイタルサイン測定でのポイント

　子どものバイタルサイン測定は、身体に直接触れない順で、**呼吸→脈拍→体温→血圧**の順に行います。
　測定が終了したら、がんばったことや協力してくれたことをほめましょう。

呼吸	● 子どもは腹式呼吸のため、**胸腹部の上下運動**を観察して呼吸数を測定します。 ● 指を剣状突起にあてて、胸腹部の上下動を数えることもできます。
脈拍	● 手足を動かしてしまい脈拍測定ができない場合は、聴診器を**心尖部**にあてて心拍測定を行います。
体温	● 腋窩での測定が困難な場合は、数秒で計測できる**鼓膜音**の測定を選択します。 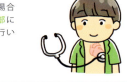
血圧	● 上腕の周囲径に合わせて適切な大きさのマンシェットを選択します。 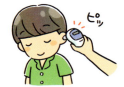 マンシェットの幅は測定部位の周囲径の**40％**前後程度に！

アセスメントでのポイント

　子どものバイタルサインは年齢が低く身体が小さいほど不安定で、環境の影響を受けやすいという特徴があります。基準値も成人とは異なるため、**年齢に応じた基準値**を用いてアセスメントしましょう。

小児のバイタルサインの基準値

年齢	呼吸数 (回/分)	脈拍数(心拍数) (回/分)	体温(腋窩温) (℃)	血圧(mmHg) 収縮期血圧	血圧(mmHg) 拡張期血圧
新生児(生後4週未満)	40〜50	120〜140	36.5〜37.5	60〜80	30〜50
乳児(生後1歳未満)	30〜40	110〜120	36.5〜37.5	80〜90	60
幼児(1〜6歳未満)	20〜30	90〜110	36.5〜37.5	90〜100	60〜65
学童(6〜12歳未満)	18〜20	80〜90	36.5〜37.5	100〜120	60〜70

バイタルサインの報告と記録

バイタルサインの報告の基礎知識

報告のタイミング

患者さんの**状態が変化した場合**(とくに悪化した場合)には**すぐに報告**します。バイタルサインの測定やアセスメントに自信がない場合にも、バイタルサイン測定の直後に報告をします。

患者さんの状態が**落ち着いていれば**、ある程度時間をおいてその間の測定値を**まとめて報告**する場合もあります。いつ報告をすればいいかを事前に確認しておくのもよいでしょう。

報告の内容

バイタルサインの測定値とアセスメントを報告します。他に収集した情報やアセスメントも報告します。

知識や技術が未熟なうちはわからないことがあるのは当然です。わからないことがある場合には「わからない」と伝えて指示を仰ぎましょう。

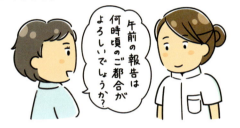

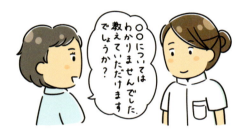

バイタルサインの報告

手順

① **あなたが誰なのか**を伝えます。次に、**誰の情報なのか**、患者さんの名前と部屋番号を伝えます。患者間違いが起きないよう、**患者さんの名前はフルネーム**で伝えます。

② なにを報告するのかを伝えます。**緊急か通常の報告か、相談か**を相手に伝えます。

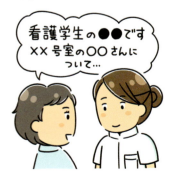

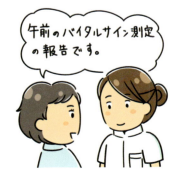

③ 最も優先順位の高い情報から伝えます。**異常がある場合には異常な点から**伝えます。

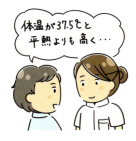

⑤ すべて伝え終わったら「**以上です**」と締めくくります。意見を聞きたい場合には「**意見をいただきたいのですが**」と伝え、続けます。

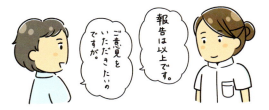

④ 手順③で伝えた情報を**どのようにアセスメントしたのか、どのようにケアにつなげたのか**を伝えます。

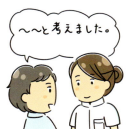

事例でわかるバイタルサインの報告

測定値が正常な場合の例

報告のしかた	ポイント
看護学生のあらがきです。707号室のなかむらみつひろさんのバイタルサインを測定したので、報告します。	● 患者間違えを防ぐために患者さんの名前は**フルネーム**で、さらに間違え防止のために**病室番号**も伝える。次に、伝えたい内容が**報告**なのか、**連絡**なのか、**相談**なのかを明確にする。
先ほど午前10時にバイタルサインを測定しました。	● バイタルサインを測定したのは**いつなのか**を、**午前・午後**もわかるように伝える。
血圧は126の72、脈拍数は64回、体温は35度2分でした。	● 数値を報告する順番に決まりはないが、ここでは、生命に直結する循環動態を示す血圧、脈拍を最初に報告した。また、事前の電子カルテからの情報収集で発熱などがなかったため、体温は血圧・脈拍数よりも優先順位が低いと判断し、血圧・脈拍の後に報告した。
事前の電子カルテからの情報収集によると、普段の血圧は上が120台、下が70台で、脈拍数は60台でした。普段の値と比較してほぼ変動がないため、血圧と脈拍数に問題はないと考えます。	● 数字のみを報告するのではなく、**アセスメントした内容とその根拠**も報告する。
また、事前の電子カルテからの情報収集によると、普段の体温は36度台ですが、患者さん本人によると家での平熱は35度台であるとのことから、体温も問題ないと考えます。	● アセスメントでは電子カルテに記録されている内容との比較も重要だが、電子カルテだけでなく本人からの情報も収集したうえでアセスメントを行い、報告する。
事前の電子カルテからの情報収集では、今まで呼吸数は測定しておらず、また、呼吸に影響する症状のある疾患ではないので、呼吸数とSpO₂は測定しませんでした。	● 測定しなかった項目については、**なぜ測定しなかったのか**の理由を述べる。
しかし、呼吸は落ち着いており、呼吸困難などの自覚症状はなく、チアノーゼや手指の冷感もなかったので、呼吸状態に問題はないと考えます。	● バイタルサインは生命徴候を判断する重要な材料となるため「測定しませんでした」で終わらせてはいけない。呼吸数やSpO₂を測定しないかわりに呼吸状態について収集した情報とアセスメントの内容も報告する。
報告は以上です。	● 報告が**終わりであること**をきちんと伝える。

測定値が異常な場合の例

報告のしかた	ポイント
看護学生のあらがきです。707号室のなかむらみつひろさんのバイタルサインを測定しましたので、報告します。	● 患者間違えを防ぐために患者さんの名前はフルネームで、さらに間違え防止のために病室番号も伝える。次に、伝えたい内容が報告なのか、連絡なのか、相談なのかを明確にする。
先ほど15時にバイタルサインを測定しました。	● バイタルサインを測定したのはいつなのかを伝える。
体温が38度6分でした。	● 明らかに基準から逸脱している項目は報告の優先順位が高いため、まずは体温を報告した。
顔色が青白く、本人は寒いと言って布団を首までかぶって臥床しながら体を震わせており、悪寒戦慄がありました。	● 異常な数値があった場合には、関連する項目も観察し、報告する。
本日午前10時に測定した体温は35度2分だったので、急激な体温上昇が起こっています。	● 普段の数値や一番新しい数値と比較し、異常な数値がどのように変化しているのかを伝え、緊急度が高いことを伝える。
血圧は130の76、脈拍は92回、呼吸数は20回でした。	● 異常な数値があった場合、ほかの値にも影響していることが多いため、測定したすべての数値を報告する。
血圧は午前10時の測定値と変化ないので問題ないと考えますが、脈拍数は午前10時に64回でしたので数値が増加しています。体温が上昇しているため、脈拍数の増加は体温上昇によるものと考えます。	● 血圧と脈拍についてもアセスメントする。
呼吸数は20回でしたが、電子カルテに呼吸数が記録されておらず過去の情報と比較はできませんでした。しかし、呼吸困難などの自覚症状はなく、呼吸は落ち着いており、チアノーゼや手指の冷感もなかったので、呼吸状態に問題はないと考えます。呼吸数はやや多いですが、体温上昇によるものと考えられます。	● 呼吸数についてもアセスメントする。
本人が寒いと言っており悪寒戦慄があることから、体温上昇はまだ続くと考えられます。	● すべてのバイタルサインとアセスメントを伝えたあと、今後、患者さんに起こると考えられるリスクをアセスメントする。
悪寒による苦痛を最小限にするため温罨法を実施します。	● リスクがある場合、どのように援助するのかを考え、ケアの内容を伝える。
また、体温はまだ変化すると考えられるため、体温の変化を観察するために、1時間おきに体温測定を実施します。	● 異常な値があった場合は、その変化を継続して観察することが必要である。そのため、いつ、どのように観察を続けるのかを伝える。
報告は以上です。	● 報告が終わりであることをきちんと伝える。

COLUMN 完璧な報告ができない

とくに臨地実習では、1日に何度も臨床指導者さんや教員に報告をします。伝える内容を一生懸命考えて準備して報告しても、臨床指導者さんや教員から「なぜ？」「どうして？」と指摘を受けることがほとんどです。なぜでしょう？

じつは、このやりとりは、あなたの報告を相手が理解するために必ず必要なプロセスです。

あなたが患者さんを見て、触れて、聞いて収集した情報はすべて言葉に置き換えて報告します。あなたの五感で得た情報を相手が言葉で理解するためには、言葉のキャッチボールが必要なのです。完璧な報告をめざすのではなく、言葉のやりとりを通して、相手に過不足なく、正確な情報を伝達しましょう。

バイタルサインの記録

バイタルサインの記録のポイント

記録は、あなたが収集した情報が他の人に正確に、過不足なく伝わることが重要です。測定値や観察の内容と**アセスメント**も記録します。**専門用語**を使用し、測定値には**単位**まできちんと記入します。書いた内容は読み返して、**誤字脱字がないように**します。

バイタルサインの記録例

よい記録の例

日時	S・O	A・P
2/22 9:45	S)「さっきまで汗が出ていたんですが、今はだいじょうぶです。熱が下がってずいぶん楽になりました」 O) 発熱によって体力の消耗がないかどうかを問うと、上記のような返答。 表情穏やか。体温36.6℃。発汗なし。 口腔内の乾燥なし。	A) 解熱薬の内服によって解熱。発熱による体力の消耗もみられない。発汗後なので、脱水症状の出現に注意する必要がある。 P) 脱水について観察していく。脱水の予防のために水分摂取を促す。

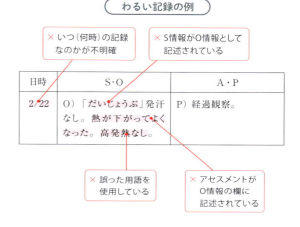

〈Part2 略語一覧〉

* 【ANP】atrial natriuretic peptide:心房性ナトリウム利尿ペプチド
* 【COPD】chronic obstructive pulmonary disease:慢性閉塞性肺疾患
* 【SpO$_2$】saturation of percutaneous oxygen:経皮的動脈血酸素飽和度

〈Part2 参考文献〉

1. 医療情報科学研究所 編:フィジカルアセスメントがみえる. メディックメディア, 東京, 2015:22-23, 40-47, 216-221.
2. 日本高血圧学会高血圧治療ガイドライン作成委員会 編:高血圧治療ガイドライン2019. ライフサイエンス出版, 東京, 2019.
3. 和田攻 他 編:看護大辞典 第2版. 医学書院, 東京, 2010:228, 134, 653, 662, 815, 956, 1081, 1310, 1317, 1794, 1861, 1966, 2497, 2824.
4. 徳田安春:《JJNスペシャル》アセスメント力を高める! バイタルサイン. 医学書院, 東京, 2011:54-56.
5. 藤野彰子 他 編著:新訂版 看護技術ベーシックス. サイオ出版, 東京, 2015:64-66.
6. 香春知永 他 編:基礎看護技術 看護過程のなかで技術を理解する. 南江堂, 東京, 2009:107-113, 277, 296-303.
7. 井部俊子 他 著:図解 看護・医学事典 第8版. 医学書院, 東京, 2017:718.
8. 坂本すが 他 監, 木下佳子 編, NTT東日本関東病院看護部 著:完全版 ビジュアル臨床看護技術ガイド. 照林社, 東京, 2015:30-35.
9. 茂野香おる 著者代表:系統看護学講座 専門分野Ⅰ 基礎看護技術Ⅰ. 医学書院, 東京, 2015:92-104.
10. 日野原重明 編:フィジカルアセスメント[聴診音CD-ROM付] ナースに必要な診断の知識と技術(第4版). 医学書院, 東京, 2006:27-30, 137-145.
11. 医療情報科学研究所 編:病気がみえる vol.4 呼吸器 第2版. メディックメディア, 東京, 2013:210, 313.
12. 日本呼吸器学会COPDガイドライン第6版作成委員会 編:COPD(慢性閉塞性肺疾患)診断と治療のためのガイドライン 第6版. メディカルレビュー社, 東京, 2022:57.
13. 中村充浩, 北島泰子:写真でわかる! 臨床実習で出合う教科書には載っていない看護技術第13回 アネロイド式血圧計による上肢での血圧測定法. プチナース 2015;24(4):14-19.
14. 横山美樹:はじめてのフィジカルアセスメント. メヂカルフレンド社, 東京, 2009:24-29.
15. 坂井建雄 他 著:系統看護学講座 人体の構造と機能[1]解剖生理学 第11版. 医学書院, 東京, 2022:196-200.
16. 阿部幸恵 編著:症状別 病態生理とフィジカルアセスメント. 照林社, 東京, 2015:141-152.
17. 太田富雄:意識障害の新しい分類法試案 数量的表現(Ⅲ群3段階方式)の可能性について. 脳神経外科 1974;2(9):623-627.
18. 有岡宏子 監, 渡邊千登世 他 編:観察・アセスメントのためのスケールのつけ方・使い方. エキスパートナース 2015;31(10):16-29.
19. 大塚淳子:流れでわかる! 脳神経フィジカルアセスメントの進め方. エキスパートナース 2014;30(2):62-69.
20. 松尾貴公 著, 木村哲也 編:ベッドサイドでならできる! 脳・神経の異常"とっさ"の"見かたと対応 Part3 特に注意したい症状 意識障害 医師が来るまでにできること. エキスパートナース 2015;31(3):28-30.
21. 太田勝正 編:看護師国家試験対策 KEYメモBOOK. 医歯薬出版, 東京, 2009:65.
22. 池西静江 監修:小児看護実習クイックノート. 照林社, 東京, 2018:68.
23. 筒井真優美 監修:小児看護 第2版. 照林社, 東京, 2017:81-90.
24. 古川亮子, 市江和子 編:母性・小児看護ぜんぶガイド 第2版. 照林社, 東京, 2021:160-164.
25. 伊藤崇晃:子どもの訴えを見極める ナースのための小児フィジカルアセスメント. 金芳堂, 京都, 2022:42-50.

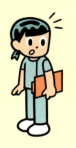

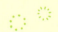

資料 バイタルサイン数値のまとめ

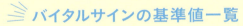

バイタルサインの基準値一覧

	腋窩温(℃)	脈拍数(回/分)	呼吸数(回/分)	血圧(mmHg) 収縮期血圧	拡張期血圧
新生児 (生後4週未満)	36.5～37.5	120～140	40～50	60～80	30～50
乳児 (生後1歳未満)		100～120	30～40	80～90	60
幼児 (1～6歳未満)		90～110	20～30	90～100	60～65
学童 (6～12歳未満)		80～90	18～20	100～120	60～70
成人	36.0～37.0	60～90	16～20	110～130	60～80
高齢者		50～70		110～140	60～90

バイタルサインの異常のめやす

	発熱(℃)	徐脈(回/分)	頻脈(回/分)	徐呼吸(回/分)	頻呼吸(回/分)	高血圧(mmHg)
新生児 (生後4週未満)	37.5以上	90以下	200以上	―	―	―
乳児 (生後1歳未満)						収縮期血圧120以上 または 拡張期血圧70以上
幼児 (1～6歳未満)						
学童 (6～12歳未満)		80以下	140～160以上			収縮期血圧130～135以上 または 拡張期血圧80以上
成人	37.0～38.0以上	60以下	100以上	12以下	24以上	収縮期血圧140以上 または 拡張期血圧90以上
高齢者						

3 フィジカルアセスメントをマスターしよう

CONTENTS

- 70 呼吸器系のフィジカルアセスメント
- 82 循環器系のフィジカルアセスメント
- 91 消化器系のフィジカルアセスメント
- 100 筋・骨格系のフィジカルアセスメント
- 113 神経系のフィジカルアセスメント
- 122 頭頸部・感覚器（眼・耳・口）のフィジカルアセスメント
- 131 乳房・腋窩のフィジカルアセスメント
- 134 フィジカルアセスメントの報告と記録

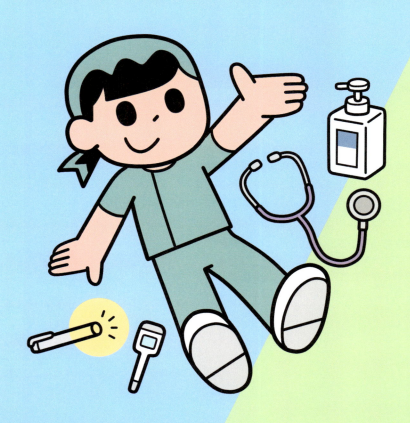

呼吸器系のフィジカルアセスメント

基礎知識

呼吸器系とは

呼吸器系とは、**空気を吸ったり吐いたりしてガス交換するための器官の総称**です。**上気道**（鼻腔、咽頭、喉頭）と**下気道**（気管、気管支）と**肺**で構成されます。

呼吸器系

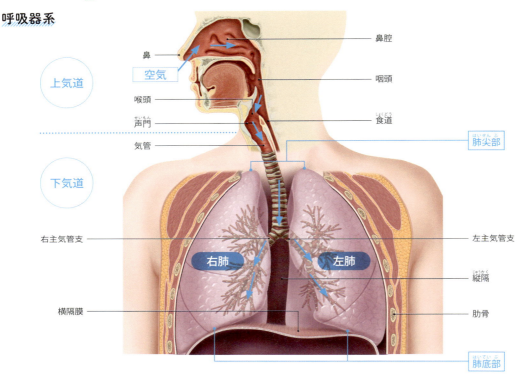

呼吸のしくみ

私たちの体を構成する1つひとつの細胞が生きるためには、**酸素**が必要です。細胞が必要とする**酸素を運ぶための通り道**が**血管**で、運搬するのは血液中の**赤血球に含まれるヘモグロビン**です。細胞から排出された二酸化炭素は血液や赤血球によって運ばれます。

呼吸のしくみ

1 横隔膜が下がると肺が広がり、口や鼻から空気が入ります（吸気）。空気は咽頭と喉頭を通って気管に入り、気管分岐部で左右に分かれて肺の一番奥の肺胞という小さな空洞にたどり着きます。

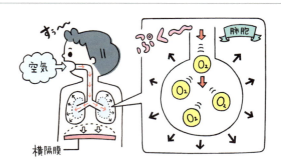

2
肺胞の周りには細かい血管が張り巡らされていて、肺胞にたどり着いた空気中の酸素は赤血球にくっつきます。

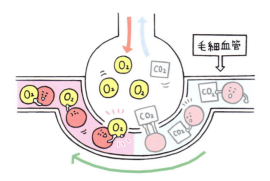

3
酸素をたくさん含んだ血液は血管を通って全身の細胞まで酸素を運びます。

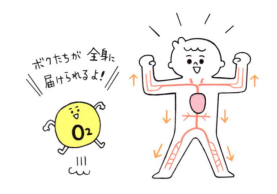

4
各細胞までたどり着くと、赤血球が細胞に酸素を渡し、細胞から排出された二酸化炭素を受け取ります。

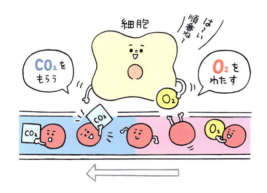

5
二酸化炭素を受け取った赤血球は、血管を通って肺に戻ってきます。

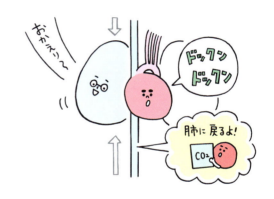

6
肺胞まで戻ってきた赤血球は、二酸化炭素を手放します。

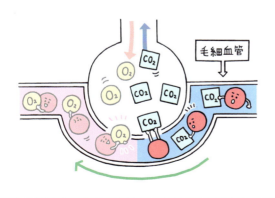

7
二酸化炭素は口や鼻から排出されます（呼気）。

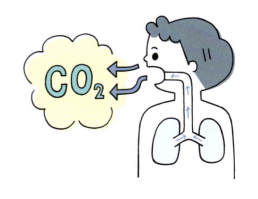

　このとき、肺で行われる酸素と二酸化炭素の交換を**外呼吸**、細胞で行われる酸素と二酸化炭素の交換を**内呼吸**といい、呼吸は**ガス交換**とよばれることもあります。

胸郭・肺の解剖

右肺は**上葉、中葉、下葉の3つ**、左肺は**上葉と下葉の2つ**に分かれています。肺は他の胸部内臓とともに肋骨で覆われています。

肺は体表から直接見ることができないので、肺のどの部分を聴診しているのかを正確に表現するのは困難です。そこで「右の第4肋間から副雑音が聴取された」と、**肋骨を基準**にして聴診部位を表現します。

肺の解剖

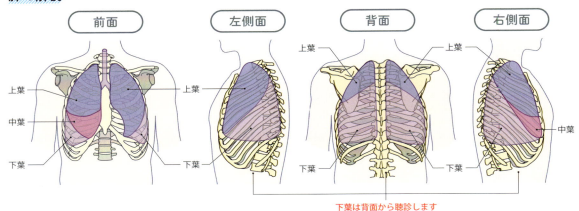

肋間と肋骨

胸骨角（ルイ角）
胸骨角には第2肋骨が接続しています。
そのため肋骨や肋間を数えるときは、胸骨角を基準にします

肋骨と肋骨の間を肋間といいます

肩甲骨
背面では体表から肋骨を数えるのは難しいため、肩甲骨を目印とします

観察ポイント

呼吸器系は、おもに**右表**のポイントでフィジカルアセスメントを進めます。

呼吸器系の観察ポイントとフィジカルアセスメント

呼吸器系の観察ポイント	実施するフィジカルアセスメント
息を吸ったり吐いたりする動作に異常はないか	視診・バイタルサイン ●呼吸のリズム　●呼吸数　●呼吸の深さ　●吸気と呼気の長さの比率 ●異常な呼吸の有無　●呼吸困難の有無
空気の通り道である気道や肺に異常はないか（狭くなったり異物がないか）	聴診 ●呼吸音の聴診（胸部・背部）
酸素が体の隅々まで行き届いているか	視診 ●チアノーゼの有無、ばち状指の有無　●SpO₂測定

問診

呼吸器系のフィジカルアセスメントでは、呼吸器系の異常で生じやすい症状に注目して問診を行います（**下表**）。
そのほか、呼吸器系の疾患の原因となる**生活習慣**や**職業**、**呼吸器疾患の既往歴**や**アレルギー**についても問診します。

呼吸器系の問診で注目すべき症状

症状	説明	患者さんの訴えの例
呼吸困難	● 呼吸困難とは、呼吸をするのに不快感や苦痛、息苦しさ、努力感を感じる状態です。呼吸器疾患だけでなく、循環器疾患、精神要因でも生じます ● mMRC息切れスケールやボルグ（Borg）スケール（**P.31参照**）を使って、呼吸困難の程度を評価します	● 息が苦しい　● 息が詰まる ● 息が切れる　● 息がしにくい ● 呼吸しにくい　● 胸が締め付けられる ● 息が吸えない
咳嗽 （がいそう）	● 反射的に急激に引き起こされる速い呼気で、気道内の異物を除去する防御反応です ● 温度刺激や化学的な物質の刺激、機械的な刺激などによって気道に分布する咳受容体が刺激されることで生じます ● 痰をともなう咳嗽は湿性咳嗽、痰をともなわない咳嗽は乾性咳嗽とよばれます	● 咳が出る ● から咳が出る（乾性咳嗽）
喀痰 （かくたん）	● 気道分泌物は通常無意識に嚥下していますが、量が増えると咳嗽反射によって口から排出されます。これが喀痰です ● 喀痰がある場合、量や色、粘稠度（粘り具合）、においについても問診します。可能であれば直接看護師が喀痰を観察します	● 痰が出る ● 痰がからむ
胸痛	● 胸部に感じる痛みを胸痛といいます ● 呼吸器疾患だけでなく、心疾患などでも生じます	● 胸が痛い ● 息を吸うと胸が痛い

視診

患者さんを見た瞬間から呼吸の視診がはじまります。患者さんに問診などをしながら、呼吸の視診のポイントに沿ってフィジカルアセスメントを行います。

呼吸の視診のポイント

観察ポイント	正常	異常
呼吸のリズム	規則的	不規則
呼吸数	16〜20回/分	12回/分以下、または、24回/分以上
呼吸の深さ	浅い呼吸や深い呼吸ではない	浅い呼吸、または、深い呼吸
チアノーゼ	チアノーゼなし	チアノーゼあり
胸鎖乳突筋の動き （呼吸補助筋）	呼吸と同調して筋肉の収縮や弛緩がみられない	呼吸と同調して筋肉の収縮や弛緩がみられる
ばち状指	ばち状指なし	ばち状指あり
呼気と吸気の長さ	吸気時間：呼気時間＝1：2	左記以外
異常な呼吸 （P.32参照）	異常な呼吸なし	異常な呼吸あり

胸郭の形状の異常

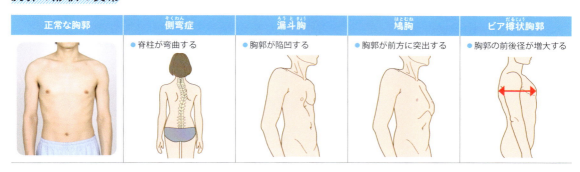

聴診

呼吸音の聴診

必要物品
1. 聴診器
2. アルコール綿
3. アルコール手指消毒薬
4. ビニール袋（ゴミ袋）

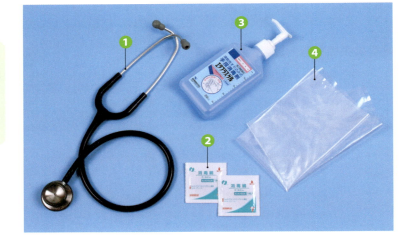

手 順

前胸部の聴診

1. 患者さんに呼吸音の聴診を行う目的や方法などを説明し、同意を得る。アルコール手指消毒薬で手指消毒を行う。

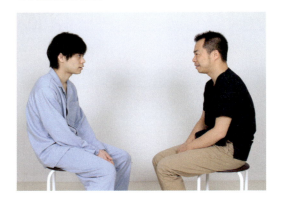

2. 患者さんの上半身を露出する。

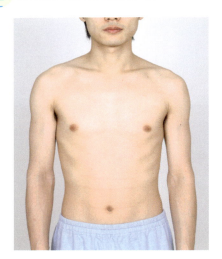

POINT

聴診音を正確に聴取するため、聴診器は衣服の上からでなく皮膚に直接当てます。めくりあげた衣服とチューブが擦れて雑音が生じないように注意します

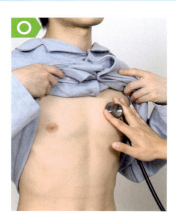

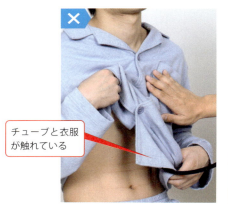

チューブと衣服が触れている

③ 患者さんに**口で深呼吸**を繰り返してもらうように伝える。

根拠 鼻呼吸だと空気が鼻腔を通る音が口呼吸よりも大きく聴こえてしまい、呼吸音聴取のじゃまになりやすいため。

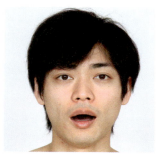

④ **喉頭隆起**の左右を聴診し、頸部の気管の呼吸音を聴取する。

根拠 呼吸音の聴取では、肺だけでなく空気の通り道である気管の音を聴取する必要があるため。

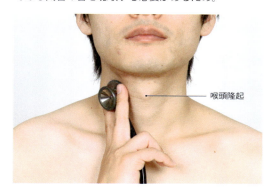

喉頭隆起

POINT
❶ 吸気のみで聴こえる副雑音や呼気のみで聴こえる副雑音があるため、呼吸音の聴診では**吸気と呼気の両方**を聴きましょう。
❷ 聴診では**左右対称**に呼吸音を聴取します。正常であれば左右**同じ音が聴こえる**ので、左右対称に聴取することで異常を発見しやすくなります。
❸ 聴診器のチェストピースは骨の真上にならない位置に置くと、より正確な呼吸音を聴取することができます。

⑤ 鎖骨の上部のくぼみを左右聴診し、肺尖部の呼吸音を聴取する。

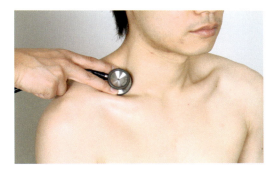

⑥ 喉頭隆起から下にたどり、くぼみ（**胸骨切痕**）を探す。

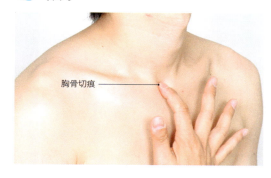

胸骨切痕

⑦ 胸骨切痕の**約2横指下**にある隆起（**胸骨角**または**ルイ角**）を探す。

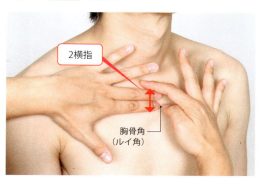

2横指

胸骨角（ルイ角）

⑧ 胸骨角（ルイ角）を患者さんの左側にたどって、左の第2肋骨を特定する。

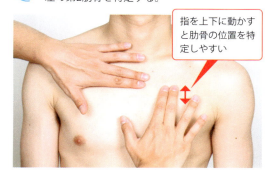

指を上下に動かすと肋骨の位置を特定しやすい

⑨ 第2肋骨の下のくぼみの**第2肋間**を聴診する。

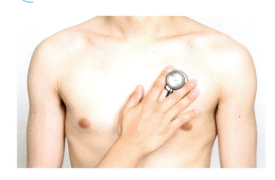

⑩ 手順⑨の聴診の間に第2肋間のくぼみに沿って患者さんの右側に指を動かし、右の第2肋間を特定する。

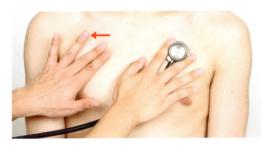

⑪ 右の第2肋間を聴診する。

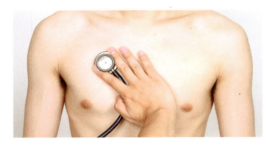

⑫ 手順⑪の聴診の間に1つ下のくぼみを探し、第3肋間を特定する。

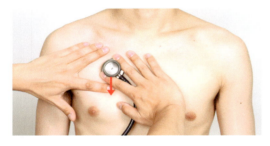

⑬ ⑨〜⑫のように位置をずらしながら**下図**の順番に聴診を行う。

呼吸音の聴取部位：前面

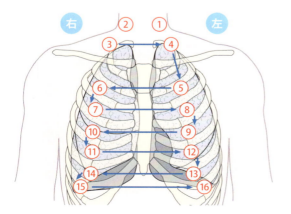

背部の聴診

POINT
肺の両下葉の呼吸音は、前胸部よりも背面から聴診するほうがより正確に聴取することができます。そのため、前胸部からだけではなく背面からも聴診を行います。

① 患者さんの両肩を**背部にそらすようにして**、肩甲骨の位置を特定する。

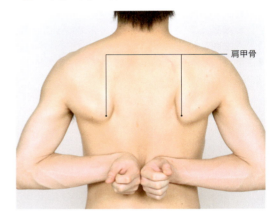

② **下図**を参考に、肩甲骨を避けながら順番に聴診を行う。

根拠 骨のない位置で聴取したほうがより正確な呼吸音を聴取できるため。また、背部の聴診では前胸部のように肋骨の位置を特定するのが困難なので、背部で目印になる肩甲骨を参考に聴診部位の特定を行う。

呼吸音の聴取部位：背面

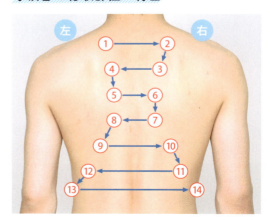

③ 患者さんの衣服を整え、聴診が終了したことを伝える。チェストピースをアルコール綿で消毒する。

④ 結果を記録する。

ワンポイントレクチャー
臥床患者さんの呼吸音の聴診方法

　痰や誤嚥した飲食物が肺まで移動してきた場合、気管支の角度や重力の影響で**肺の下葉に貯留しやすい**という特徴があります。

　また、**長期に臥床している患者さん**では下葉が上葉に押しつぶされるような状態となり、下葉は座位や立位をとっているときに比べて**十分に空気が入らない**ことで、肺炎などを生じやすい環境となっています。

　これら2つの理由から**下葉には異常が生じやすい**ため、下葉の聴診はとても重要です。下葉の呼吸音は胸部（前面）からよりも**背部から聴診**したほうがより正確に聴診することができます。

　仰臥位の患者さんであってもしっかりと**背面からの聴診**を行い、下葉に生じやすい異常を見逃さないようにしましょう。

下葉の聴診が大切

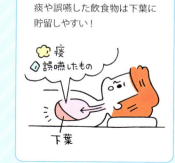

痰や誤嚥した飲食物は下葉に貯留しやすい！

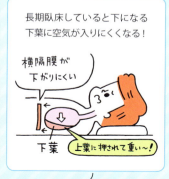

長期臥床していると下になる下葉に空気が入りにくくなる！

下葉には異常が生じやすいため、下葉の聴診は重要！

側臥位での聴取方法

　側臥位の呼吸音聴診では、座位の聴診と同様に、患者さんの頭部側から腰部側に左右対称に聴診します。

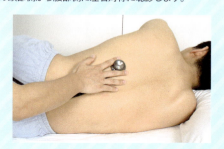

仰臥位での聴取方法

　仰臥位では、患者さんの背部に看護師の手を入れて触診し肩甲骨の位置を特定します。聴診する際には患者さんの背部にチェストピースが当たって痛みが生じるおそれがあります。マットレスを押し下げて患者さんの背部とマットレスの間に隙間をつくって苦痛を最小限にしながら聴診部位にチェストピースを当てます。

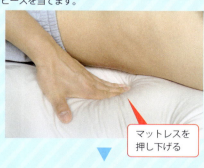

マットレスを押し下げる

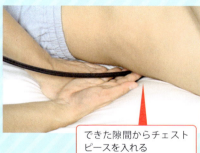

できた隙間からチェストピースを入れる

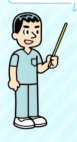

下葉の呼吸音は背部から聴診します

呼吸音のアセスメント

聴こえるべき音がその位置で聴こえなかった場合には、部位と音の種類を記録します。さらに、**異常呼吸音（副雑音）** はどの部位で聴取されても異常ですので、聴取された部位と副雑音の種類を記録します。

呼吸音と聴取部位

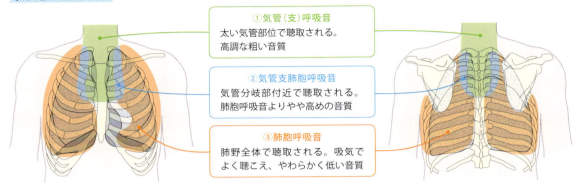

① 気管（支）呼吸音
太い気管部位で聴取される。
高調な粗い音質

② 気管支肺胞呼吸音
気管分岐部付近で聴取される。
肺胞呼吸音よりやや高めの音質

③ 肺胞呼吸音
肺野全体で聴取される。吸気でよく聴こえ、やわらかく低い音質

呼吸音の特徴

	音の特徴	音の大小（ボリューム）	音の高低（ピッチ）	聴こえかたのイメージ
①気管呼吸音・気管支呼吸音	粗く大きく、高い音	大きい	高い	呼気音が大きい（吸気→無音→呼気）
②気管支肺胞呼吸音	①と③の中間の性質の音	中間	中間	音が続く、呼気音が大きい
③肺胞呼吸音	やわらかくて小さく、低い音	小さい	低い	音が続く、だんだん小さくなる（呼気後に無音）

副雑音の分類と発生機序

	音の連続性	聴こえかた	副雑音の分類	発生機序
副雑音	音が飛び飛びに途切れる（断続的）	髪をねじったときのような音 ●「プツプツプツ」 ●「パチパチパチ」 ●「チリチリチリ」	細かい断続性副雑音（捻髪音）	閉塞した肺胞や細い気管支が吸気時に急激に再開通するときの音
		お湯が沸騰しているような音 ●「ボコボコボコ」 ●「ブツブツブツ」	粗い断続性副雑音（水泡音）	気道内分泌物の振動音 貯留した分泌物が呼吸運動ではじけた音
	音が一定時間続く（連続的）	笛のような音 ●「ピーピー」	高調性連続性副雑音（笛音・笛声音）	細い気管支が狭窄して生じる音
		いびきのような音 ●「グーグー」 ●「ブーブー」	低調性連続性副雑音（類鼾音・いびき音）	気管や太めの気管支が狭窄して生じる音
	その他	●「ギューッ、ギューッ」 ●「バリッ、バリッ」	胸膜摩擦音	炎症を起こした胸膜がこすれて生じる音

SpO₂（経皮的動脈血酸素飽和度）

SpO₂とは

　正確な動脈血内の酸素量を知るためには動脈に針を刺して動脈血を採血し、動脈血酸素分圧（PaO₂*）を測定する必要がありますが、動脈血採血は医師しかできず侵襲性や危険性が高い検査です。そこで、非侵襲的に測定できるパルスオキシメーターでSpO₂を測定します。SpO₂はパルスオキシメーターで測定した**動脈血内の酸素量**を示します。単位は%です。ただし、**下表**の場合には正確に測定できないことがあるため注意が必要です。

パルスオキシメーターの測定値が不正確になる要因

血圧が低い場合、不整脈がある場合、パルスオキシメーター装着部位が体動によって動く場合	パルスオキシメーターは、装着部位の脈拍（脈波）を正しく検知できないと正確なSpO₂測定ができません。血圧低下や不整脈、体動がある場合、SpO₂は不正確になったり測定できません
装着部位にマニュアや汚れが付着している場合	パルスオキシメーターでは装着部位に光を当てることでSpO₂を測定します。測定部位の光を遮るようなマニュアや汚れがある場合、SpO₂は不正確になったり測定できません
一酸化炭素中毒の場合	パルスオキシメーターは酸素と結合したヘモグロビンと一酸化炭素と結合したヘモグロビンを判別できないため、一酸化炭素中毒の患者さんでは正確な測定ができません

SpO₂測定

必要物品

1. パルスオキシメーター（SpO₂モニター）
2. アルコール綿
3. アルコール手指消毒液
4. ビニール袋（ゴミ袋）

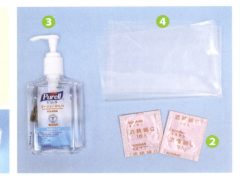

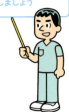

パルスオキシメーターは脈拍数も測定できますが、脈拍の強さやリズム不整は測定できません。脈拍測定は機械ではなく看護師の指で実施しましょう。

手順

1 患者さんにSpO₂測定を行う目的や方法などを説明し、同意を得る。

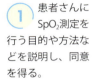

2 必要物品を準備する。パルスオキシメーターが正常に作動するか確認する。アルコール手指消毒薬で手指消毒を行う。

3 パルスオキシメーターを装着する指を観察し、**汚れやマニキュアがないことを確認**する。
根拠 汚れが付着していたりマニキュアをしていると正確に測定できないため（**P.79下表参照**）。

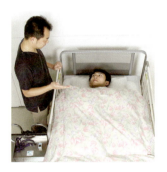

4 表示部が上になるようにして、指を機器の奥までしっかり差し込む。

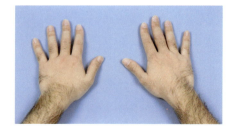

5 指を入れると自動的に電源が入る。

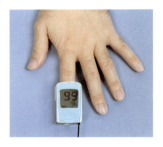

6 測定中は、**指や体が動かないように**する。
根拠 体動や測定部位が動いてしまうと正確に測定できないため（**P.79下表参照**）。

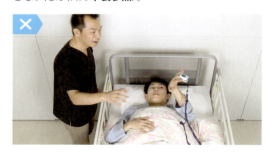

7 SpO₂の測定値が表示されたら脈拍測定を行い、**脈波の検知音や脈波の表示と実際の脈拍が一致しているか**を確認する。
根拠 患者さんの脈波とパルスオキシメーターの検知している脈拍が完全に一致していないと正確な測定値が得られないので、一致していることを確認するために脈拍測定を行う。

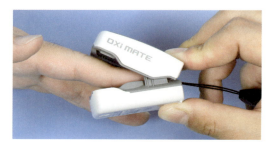

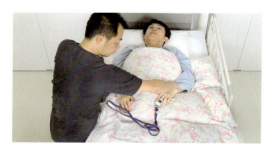

⑧ 測定値を記録する。

⑩ パルスオキシメーターの指があたる部位をアルコール綿で消毒する。

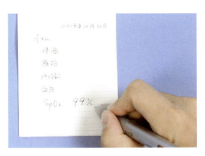

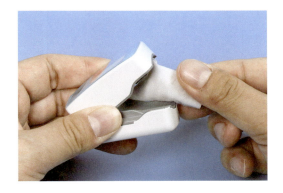

⑨ パルスオキシメーターを外す。

SpO₂のアセスメント

呼吸不全の治療が必要とされる**動脈血酸素分圧60Torr**のとき、**SpO₂は90%**を示すので、SpO₂が90%を下回る場合には酸素吸入などの早急なケアが必要です。

酸素解離曲線

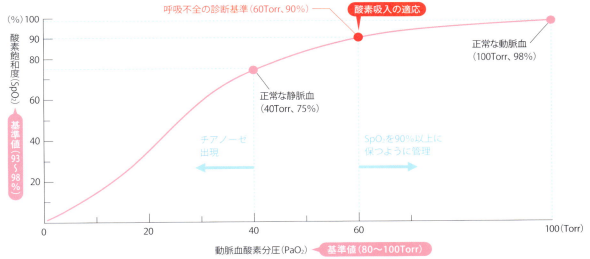

POINT 異常時の観察・ケアのポイント

呼吸は患者さんの生命維持に重要な営みです。呼吸に異常がある場合には、その異常が**生命維持に影響しているかどうか**をすぐに観察・アセスメントする必要があります。早急に**意識レベル**の確認や**バイタルサイン**の測定を行います。

また、呼吸の異常は患者さんの**苦痛症状**に直結します。患者さんが呼吸困難を感じているときには、**起座呼吸や口すぼめ呼吸**をすすめたり（P.35参照）、呼吸困難のきっかけになるような動作がある場合には**酸素消費量の少ない動作**を提案するなどのケアを行います。

> 患者さんに呼吸困難が生じているとき、患者さんは「死の恐怖を感じる」と表現することもあります。呼吸困難がある場合、すぐに呼吸困難による苦痛を最小にするケアを提供します

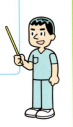

循環器系のフィジカルアセスメント

基礎知識

循環器系とは

循環器系とは、全身の細胞に血液を運ぶ**血管**と血液を送り出すポンプである**心臓**、さらに、リンパ液やリンパ管などの**リンパ系**の総称です。心臓と血管、リンパ管で構成されています。

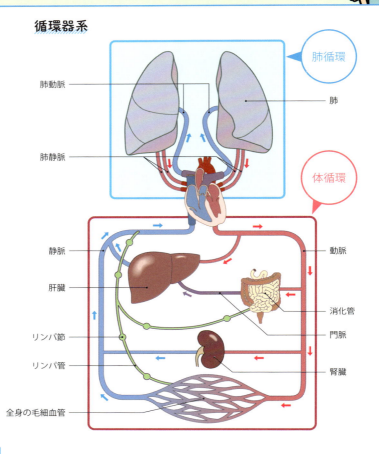

心臓と周囲の解剖

心臓は、**右心室**、**右心房**、**左心室**、**左心房**の4つの部屋に分かれています。**心房**には肺や全身から血液が流れ込んできて、**心室**から肺や全身に血液を送り出します。

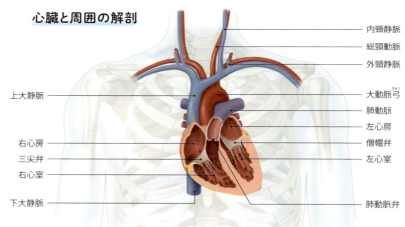

循環器系のしくみ

私たちの体を構成する1つひとつの細胞が生きるために必要な**栄養と酸素を運ぶ血液**を、**全身にくまなく循環させる**のが循環器系の役割です。

循環器系のしくみとフィジカルアセスメント

- 血液は心臓から全身のすみずみまで行き渡って、心臓に戻ってきます
- 血液の通り道である血管は1本の長いパイプ、そして、血液を全身に送り出す心臓はポンプに例えることができます

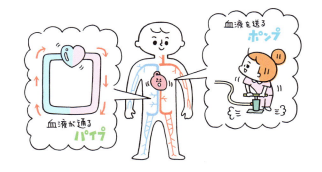

- 血液が全身すみずみに行き渡って、さらに心臓に戻ってこられるように、心臓は規則的に収縮して勢いよく血液を押し出します
  - 血液に十分な圧力と勢いがあるかどうかの指標になるのが、バイタルサインの血圧と脈拍です

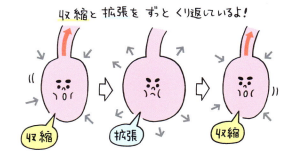

- 心不全では、全身から心臓に戻ってくるパイプである静脈の圧が上昇します
- 静脈圧が上昇すると、浮腫が出現します
  - 非侵襲的に静脈圧の情報を得る方法が、頸静脈の視診や中心静脈圧の推定です
  - 浮腫の観察も重要となります

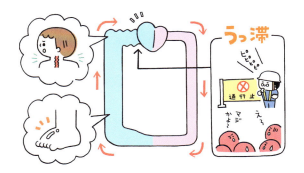

- 心臓は4つの部屋に区切られており、それぞれの部屋の間は弁でつながっています
- 各部屋を隔てている区切りや弁に異常があると、十分な量の血液を全身に血液を送れなくなってしまいます
  - この心臓の区切りや弁に異常がないかどうかを判断するのが、心音の聴診です

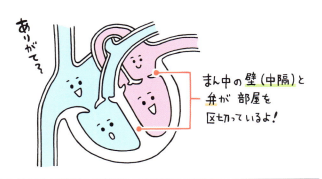

観察ポイント

循環器系はバイタルサインの血圧と脈拍とともに、おもに**下表**のポイントでフィジカルアセスメントを進めます。

循環器系の観察ポイントとフィジカルアセスメント

循環器系の観察ポイント	実施するフィジカルアセスメント
心臓が全身に送り出す血液の圧は正常か	バイタルサイン（血圧、意識）
心臓が血液を全身に送り出すリズムは正常か	バイタルサイン（脈拍）
全身から心臓に戻ってきた血液がスムーズに肺に送り出されているか（右心系に異常はないか）	視診 ● 頸静脈の視診（中心静脈圧の推定）
全身から心臓に戻ってくる血液の圧に異常はないか	触診 ● 浮腫の有無
心臓の弁の動きに異常はないか	聴診 ● 異常心音の有無

問診

循環器系のフィジカルアセスメントでは、循環器系の異常で生じやすい症状に注目して問診を行います（**下表**）。

そのほか、**高血圧**や**脂質異常症**、**糖尿病**などの疾患は循環器系への影響が大きいため、既往歴の問診で注目すべき疾患です。

循環器系の問診で注目すべき症状

症状	説明	患者さんの訴えの例
胸痛	● 胸部に感じる痛みを胸痛といいます ● 心筋梗塞や狭心症では胸の不快感（圧迫感や絞扼感など）や肩や背部、歯や顎の放散痛が生じることもあります	● 胸が痛い ● 胸が締め付けられる ● 肩や背中が痛い
動悸	● 胸部に感じる心拍動感を動悸といいます ● 心拍数の変化や不整脈の出現などによって生じます	● どきんとする ● 脈がとぶ ● どきどきする ● 脈が速い
呼吸困難・咳嗽・喀痰	● 心不全では、呼吸困難や咳嗽、喀痰が出現することがあります	● 息が苦しい ● 息が吸えない
チアノーゼ	● チアノーゼは、皮膚や粘膜が暗紫色になることです ● 血液中の酸素不足が生じている場合に出現します	● 指先が紫色になる ● 指の色が悪い
倦怠感・易疲労感	● 倦怠感はだるさ、易疲労感は疲れやすい状態のことです ● 心不全など循環器系の異常があると倦怠感や易疲労感が出現します	● だるい ● 疲れがとれない ● 動くのがおっくう
浮腫	● 浮腫とはむくみのことです ● 循環器系の異常で浮腫が生じることがあります	● 足がむくむ ● 足がだるい ● 靴がきつい ● 靴下の跡が残る

視診

頸静脈の視診（中心静脈圧の推定）

頸静脈の怒張や拍動の有無を確認することで、**中心静脈圧の観察（測定）を非侵襲的に行うことができます**。中心静脈とは上大静脈と下大静脈のことで、中心静脈圧は右房にかかる圧力と等しくなります。

必要物品
1. 定規2本
2. ペンライト
3. アルコール手指消毒薬

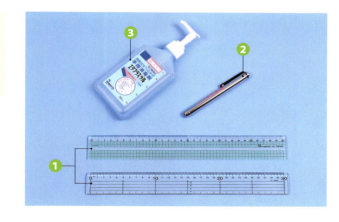

手順

1 患者さんに頸静脈の観察を行う目的や方法などを説明し、同意を得る。

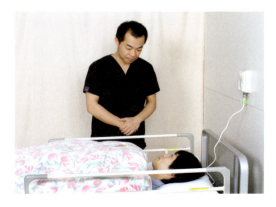

2 ベッドを45°ギャッジアップする。

根拠 怒張や拍動の位置は体位で変化し、ベッドが低すぎても高すぎても観察に適さない。怒張と拍動の観察に適した角度は45°である。

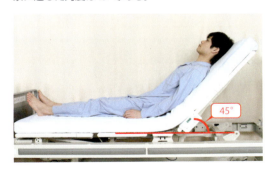

3 アルコール手指消毒薬で手指消毒を行う。患者さんの寝衣をゆるめ、**前胸部から頸部（胸骨角から頸静脈）** を露出する。

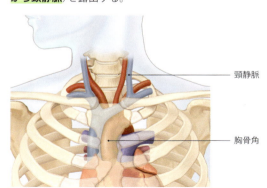

頸静脈

胸骨角

4 頸静脈の**怒張と拍動の最高点**（1番高い位置）を特定する。見づらい場合には**ペンライトで頸静脈に光を当てて影をつくる**とわかりやすくなる。

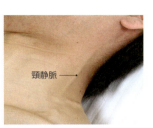

頸静脈

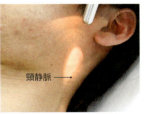

頸静脈

⑤ 首の下のくぼみ（**胸骨切痕**）を探す。

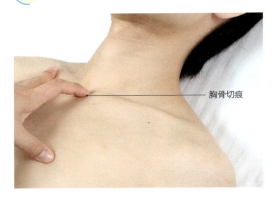

⑥ 胸骨切痕の約2横指下にある隆起（**胸骨角**または**ルイ角**）を特定する。

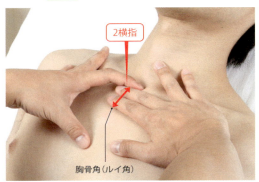

⑦ 胸骨角に定規を**床と垂直に**当てる。

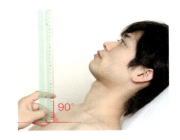

⑧ もう1つの定規を**怒張または拍動の最高点**に当てて、胸骨角からの高さを測定する。

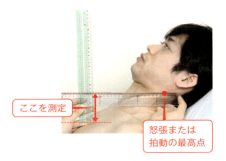

⑨ 患者さんの寝衣や体位、寝具を整える。

⑩ 測定結果を記録する。

頸静脈の視診（中心静脈圧の推定）のアセスメント

頸静脈の視診で測定した値に右心房の中心から胸骨角までの高さである**5cm**を足すと、中心静脈圧の値になります。中心静脈圧は**cmH₂O**で示します。**中心静脈圧が10cmH₂O以内であれば正常、10cmH₂Oを超える場合は異常**と判断します。

中心静脈圧の計算方法

- 正常：X＝5cm以内
- 異常：X＝5cmを超える

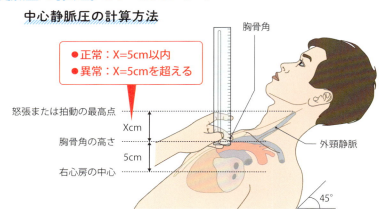

👉 POINT │ 異常時の観察・ケアのポイント

「**中心静脈圧が高い＝右房の圧が高い**」ということは、右心不全の状態です。中心静脈圧が高い場合には右心不全に関連した症状（P.138～139参照）を観察しましょう。また、右心不全では**左心不全も起こっていることが多く**、左心不全による呼吸不全の症状（P.138～139参照）が出ていないかもあわせて観察し、とくに苦痛症状が出やすい呼吸症状に対してケアを実施します。

触診

浮腫の観察

浮腫とは**むくみ**のことで、血管と細胞の間の間質液が増加すると出現します。静脈圧が上昇して血管から水分が血管の外に押し出されたり、血管内に水分を留める役割をする血清アルブミンが減少して膠質浸透圧が低下することで起こります。

浮腫のしくみ

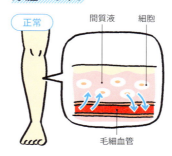
正常

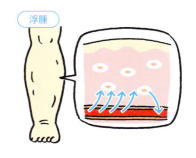
浮腫（間質液／細胞／毛細血管）

必要物品

1. アルコール手指消毒薬
2. 時計またはストップウォッチ

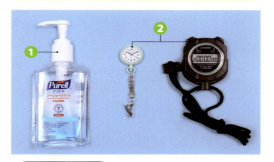

手順

1. 患者さんに浮腫の観察を行う目的や方法などを説明し、同意を得る。
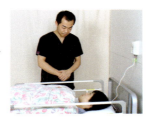

2. アルコール手指消毒薬で手指消毒を行い、全身に触れながら浮腫の部位を特定する。

3. 浮腫の部位を確認したら、浮腫の程度を観察するために**母指または示指**で**5秒程度**圧迫する。
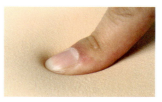

4. 圧迫を解除し、**圧痕の深さと元の皮膚の状態に戻るまでの時間**を計測する。
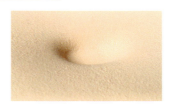

5. 患者さんの寝衣や体位、寝具を整える。

6. 結果を記録する。

ワンポイントレクチャー

浮腫の出やすい部位

浮腫のおもな成分は**水**です。水は低いところにたまる性質があるため、**患者さんの体位によって浮腫の出やすい場所も変わります**。臥床患者さんであれば**背面**、立位や座位をとる時間が長い患者さんであれば**下肢**に注目して観察します。

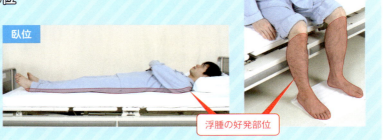
臥位／座位／浮腫の好発部位

03 フィジカルアセスメントをマスターしよう／循環器系のフィジカルアセスメント

浮腫のアセスメントとケア

浮腫は**左右対称に出現するもの**と、**左右非対称に出現するもの**の2種類があります。左右対称の浮腫は**腎不全**や**心不全**、**栄養状態の悪化**などが原因で出現するので、関連する情報を追加で収集しましょう。左右非対称の浮腫は**深部静脈血栓症**などが原因で出現するので、浮腫が生じている**四肢の疼痛や色の変化**などを観察します。

浮腫の評価スケール

スケール	圧痕の深さとめやす		元の皮膚の状態に戻るまでの時間
1+	ほんのわずかなくぼみができる程度ですぐに平坦に戻る　2mm		すぐ
2+	1+より深いくぼみで10〜15秒で平坦に戻る程度　4mm		10〜15秒
3+	明らかに深いくぼみが1分以上持続する。腫れてぱんぱんになっている状態　6mm		1分以上
4+	異様に深いくぼみが2〜5分程度継続する　8mm		2〜5分

Henry M. Seidel：Mosby's Physical Examination Handbook：6th (sixth) Edition. Elsevier；2006：123. を参考に作成

POINT 異常時の観察・ケアのポイント

浮腫は原因となる疾患などによって程度が変化するので、毎日継続的に観察を行います。浮腫がある皮膚は**傷つきやすい**ため、浮腫のある皮膚が傷つかないように**靴下をはいたり**、**ひび割れを防ぐために保湿クリームを塗る**など、愛護的なケアを行います。

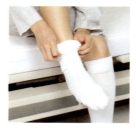
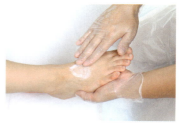

聴診

心音の聴診

心臓の中は4つの部屋に区切られており、それぞれの部屋の間は弁でつながっています。各部屋を隔てている区切りや弁のはたらきに異常があると、十分な量の血液を全身に送り出すことができなくなります。心臓に関するこれらの情報を非侵襲的に知ることができるのが心音の聴診です。

必要物品
1. 聴診器
2. アルコール手指消毒薬

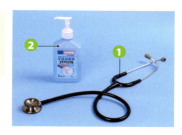

手順

1. 患者さんに心音の聴診を行う目的や方法などを説明し、同意を得る。
2. 患者さんの胸部を露出する。

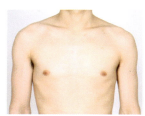

3. 下図を参考にして、**大動脈弁**、**肺動脈弁**、**僧帽弁**、**三尖弁**の各領域を聴診する。

心音の聴取部位

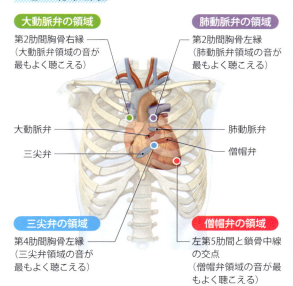

大動脈弁の領域
第2肋間胸骨右縁
（大動脈弁領域の音が最もよく聴こえる）

肺動脈弁の領域
第2肋間胸骨左縁
（肺動脈弁領域の音が最もよく聴こえる）

大動脈弁
三尖弁
肺動脈弁
僧帽弁

三尖弁の領域
第4肋間胸骨左縁
（三尖弁領域の音が最もよく聴こえる）

僧帽弁の領域
左第5肋間と鎖骨中線の交点
（僧帽弁領域の音が最もよく聴こえる）

POINT

正常な心音は聴診器の膜型を用いて聴診します。異常心音（Ⅲ音やⅣ音）はより低調な音なので、聴診器のベル型を使用して聴診します。

● 大動脈弁領域の聴診

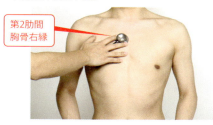

第2肋間胸骨右縁

● 肺動脈弁領域の聴診

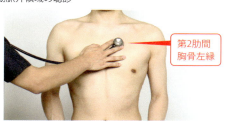

第2肋間胸骨左縁

● 三尖弁領域の聴診

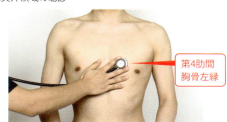

第4肋間胸骨左縁

● 僧帽弁領域の聴診

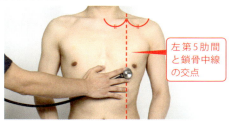

左第5肋間と鎖骨中線の交点

4. 患者さんの寝衣や体位、寝具を整える。
5. 結果を記録する。

心音のアセスメントとケア

心音は**心臓の弁が閉じるときに聴こえる音**で、正常心音にはⅠ音とⅡ音があります。Ⅰ音やⅡ音以外は異常心音で、Ⅱ音の直後に聴取されるⅢ音、Ⅰ音の直前に聴取されるⅣ音は過剰心音とよばれます。また、心音と心音の間に聴かれる心雑音といわれる異常心音もあり、音が発生するタイミングで考えられる疾患が絞り込まれます。

心音のアセスメント

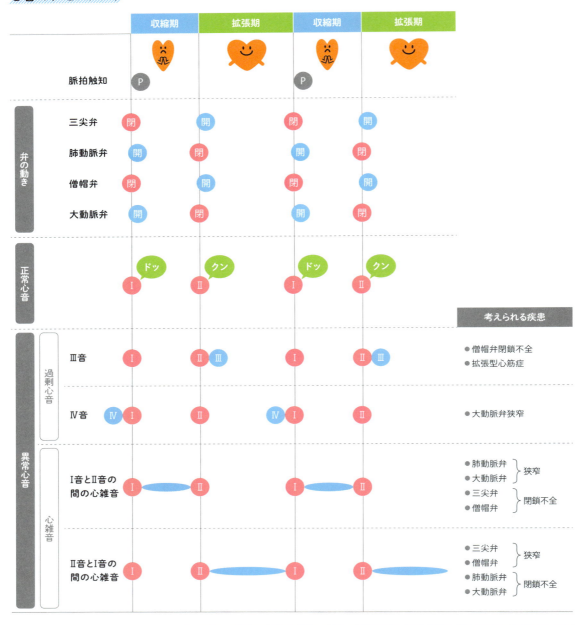

POINT 異常時の観察・ケアのポイント

心臓は生命維持に重要な臓器です。心音に何らかの異常がある場合には**生命維持**に影響が出ていないか、**意識レベル**の観察や**バイタルサイン**の測定を行ってアセスメントしましょう。

消化器系のフィジカルアセスメント

基礎知識

消化器系とは

消化器系とは、食物を摂取してから分解し吸収したのちに老廃物を排出するための器官の総称です。**口**、**食道**、**胃**、**小腸**（十二指腸、空腸、回腸）、**大腸**（盲腸、上行結腸、横行結腸、下行結腸、S状結腸、直腸）などの**消化管**や、**肝臓**や**膵臓**、**胆嚢**などの**消化腺**で構成されています。

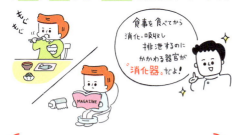

> **⚠ 順序の注意点**
>
> フィジカルアセスメントは通常、視診→触診→打診→聴診の順番で行いますが、腹部のフィジカルアセスメントは、触診や打診よりも聴診を先に行います（視診→聴診→打診→触診の順番）。
>
> **根拠** 腹部の触診や打診による刺激は腸蠕動運動を亢進させてしまう可能性があるためです。また、腹部の触診は痛みを生じることが多いため、触診は最後に行います。

腹部の解剖

腹部では消化器系の臓器が大部分を占めています。

腹部の聴診や触診、打診では、体表からは見ることができない臓器の位置を想像しながらフィジカルアセスメントをすすめます。そのため、腹部の解剖や臓器の位置をしっかり理解しましょう。

腹部の解剖

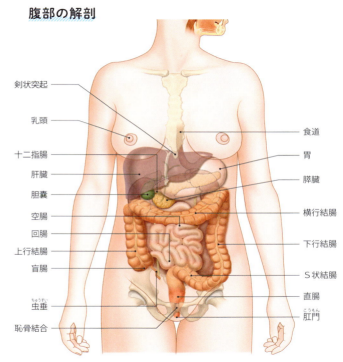

剣状突起／乳頭／十二指腸／肝臓／胆嚢／空腸／回腸／上行結腸／盲腸／虫垂／恥骨結合／食道／胃／膵臓／横行結腸／下行結腸／S状結腸／直腸／肛門

腹部の区分法

腹部のフィジカルアセスメントでは、痛みなどの症状がどの部位に生じたのかを正確に記録・共有できることが重要です。腹部の部位の表現方法には、腹部を4つに分ける**4区分法**や9つに分ける**9区分法**があります。

腹部の区分法

4区分法
❶右上腹部
❷左上腹部
❸右下腹部
❹左下腹部

● 臍を中心に4つに区分する

9区分法
❶右季肋部
❷心窩部
❸左季肋部
❹右側腹部
❺臍部
❻左側腹部
❼右鼠径部
❽下腹部
❾左鼠径部

● 左右の肋骨弓下縁と上前腸骨棘を結ぶ線と、左右の鎖骨中線で区分する

消化器系のしくみ

私たちが生きていくために必要なエネルギーを体の外から**摂取**し、体内に取り込み（**消化・吸収**）、残渣（吸収した残り）を**排出**するのが消化器系の役割です。

消化・吸収

消化

人間の生命維持に必要な主要栄養素は**炭水化物**、**タンパク質**、**脂質**です。口から摂取した食物は、そのままの形では細胞にエネルギーとして取り込めません。**細胞が取り込みやすい程度まで小さくする**ことを消化といいます。

吸収

消化された栄養素は、**消化管から吸収**されて門脈を経て、肝臓を経由して全身の細胞に行き渡り、エネルギー源として活用されます。

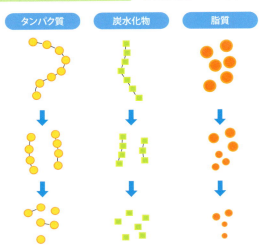

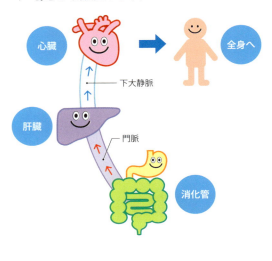

フィジカルイグザミネーション以外で注目すべき情報

体に必要な食物を摂取できているか	●食事の内容や摂取量・摂取エネルギー量
摂取した食物が消化・吸収されているか	●血液検査データ（血糖、血清総タンパク、血清アルブミン、血清総コレステロール、中性脂肪など）
エネルギーが活用されているか	●体重の変化
残渣が体外に排出されているか	●排便の有無や量・性状

消化管と痛み

消化管は口から肛門まで続く1本の管のような構造をしており、その長さは約6～8mです。この長い管に異常があるかどうかの指標の1つが**右**の3つの痛みです。

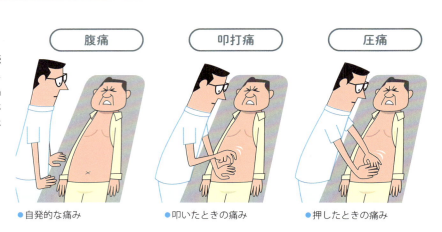

消化管と出血

消化管で出血が起こると、便に血が混じることがあります。
　上部消化管とよばれる十二指腸から口側の消化管で出血が起こっている場合、**タール便**とよばれる黒い便となります。
　下部消化管とよばれる小腸から肛門側の消化管で出血が起こっている場合、便に**黒褐色**や**鮮赤色**の血便、または**粘液**が混じった血便が生じます。
　上部消化管での出血が黒く変色するのは、出血した血液が**胃酸**に影響を受けて変色するためです。

出血部位と血便の特徴

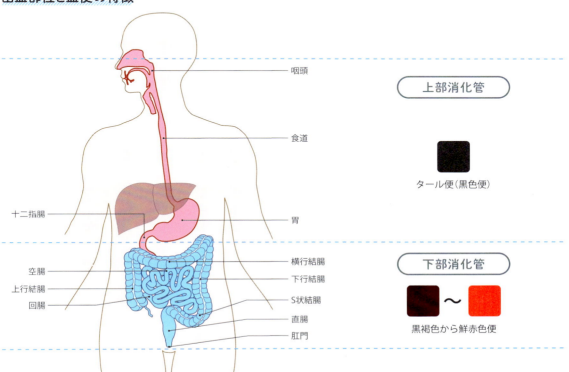

蠕動運動

口から食道に送られた食物は、長い消化管の道のりを蠕動運動という**消化管の運動**によって肛門まで運ばれます。
　腸での蠕動運動では、**腸蠕動音**が発生します。この音が弱かったり消失したりすると、腸の動きが悪いか動いていないと考えられるため、腹部の聴診では腸蠕動音を聴取します。

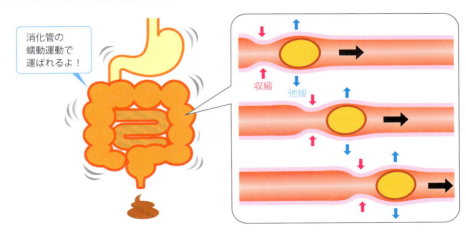

観察ポイント

消化器系では、食物を摂取する口から老廃物が排出される肛門までのすべてを観察する必要がありますが、ここでは腹部で大きな面積を占める**小腸**および**大腸**に注目して観察します。

おもに**右記**のポイントでフィジカルアセスメントを進めます。

消化器系の観察ポイントとフィジカルアセスメント

消化器系の観察ポイント	実施するフィジカルアセスメント
腹部の外観に異常はないか	視診 ● 腹部の視診
腸管運動は正常か 腸の狭窄や閉塞はないか	聴診 ● 腸蠕動音の聴診
腹部に打診で生じる痛みはないか	打診 ● 腹部の打診
腹部に触診で生じる痛みや腫瘤はないか	触診 ● 腹部の触診
消化管に出血などがないか	便の観察 ● 血便や便潜血の有無

問診

消化器系のフィジカルアセスメントでは、消化器系の異常で生じやすい症状に注目して問診を行います。

消化器系の問診で注目すべき症状

症状	説明	患者さんの訴えの例
腹痛	● 腹部に感じる痛みを腹痛といい、3種類あります **体性痛**：●炎症などによって生じる痛み ●局所的で持続的な鋭い痛みで、機械的な刺激や体動によって増強する **内臓痛**：●消化管や胆道などの平滑筋や、肝臓や腎臓などの皮膜が伸展、攣縮することなどで生じる痛み ●鈍く、うずくような痛みで、痛みの部位は不明瞭であり、周期的に反復する **関連痛**：●疼痛の発生部位からの刺激が皮膚表面の疼痛として感じられる痛み ●胆嚢炎での背部痛や、狭心症の左腕痛などがある ● 突然起こる強い腹痛は緊急性が高い場合があります ● 7つの視点（**P.6参照**）で症状をくわしく問診することで、原因の特定に役立ちます	● おなかが痛い ● 胃が痛い ● （関連痛）肩や腕が痛い ● （関連痛）背中が痛い
食欲不振	● 病的に食欲が低下したり、消失した状態を食欲不振といいます ● 消化器疾患だけでなく、感染症や内分泌疾患、悪性腫瘍や薬物などによる症状としても出現します	● 食欲がない ● ごはんを食べたくない ● 食べる気が起きない
嘔気（悪心）・嘔吐	● 前胸部、心窩部、季肋部にかけて生じる、嘔吐が起こりそうな不快な感覚を、嘔気や悪心といいます ● 嘔吐は、胃内容物が逆流して口腔から吐き出されることです ● 消化器疾患だけでなく、脳疾患、精神疾患や薬物などによる症状としても出現します ● 嘔吐した場合には、吐物の量や色、におい、血液混入の有無、内容物などを観察します	● 気持ち悪い ● 吐きそう ● ムカムカする
便秘・下痢	● 便秘は、便が大腸内に留まって、排便困難を生じている状態です ● 腸閉塞や腫瘍などによる器質性便秘、腸蠕動運動の低下による弛緩性便秘、直腸の痙攣による痙攣性便秘があります ● 下痢は、便の水分量が多く、水様・泥状になった糞便のことをいいます。感染症やアレルギー、寒冷刺激、神経性などの原因があります ● 便秘や下痢で便が排出された場合、量や固さ、色、におい、血液混入の有無などを観察します	● 便が出ない ● 便が出づらい ● 便が硬い ● 下痢が出た ● 水・泥のような便が出る ● おなかをくだした ● おなかの調子が悪い ● おなかがごろごろする

視診・聴診・打診・触診の流れ

必要物品

❶アルコール手指消毒薬　〈聴診の場合〉❷聴診器

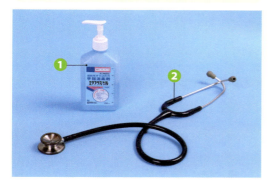

手順

① 患者さんに腹部の視診・聴診・打診・触診を行う目的や方法などを説明し、同意を得る。

② 患者さんを仰臥位にする。

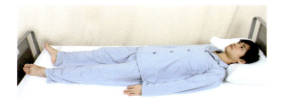

POINT
打診・触診を実施する際は、膝関節を軽く屈曲して膝を立てた状態にする。
根拠 膝関節を曲げることで腹部に余計な緊張が生じず、打診・触診しやすくなるため。

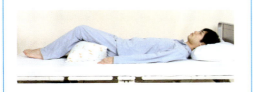

③ アルコール手指消毒薬で手指消毒を行い、患者さんの**剣状突起**から**恥骨結合**までの腹部を露出する。手は体の横に置く。
根拠 手を頭側に置くと、腹部に余計な緊張が生じるため。

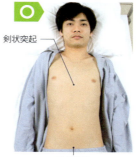
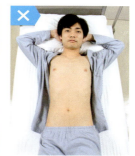

剣状突起／恥骨結合

④ 看護師は患者さんの**腹部と表情の両方が同時に見える位置**に立つ。
根拠 患者さんは痛みをがまんすることもあり、患者さんの表情の変化を見逃さないため。

● 患者さんの右側に立つ場合
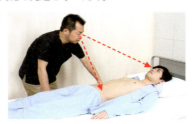

● 患者さんの左側に立つ場合
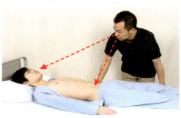

⑤ 視診（P.96）・聴診（P.97）・打診（P.98）・触診（P.99）を実施する。

⑥ 患者さんの寝衣や体位、寝具を整える。

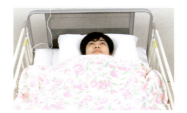

⑦ 結果を記録する。

視診

腹部の視診

腹部の視診は、**P.95**の手順にそって実施します。ここでは手順⑤の手技を解説します。

手順

① 患者さんの腹部を正面から見て、全体的な形状、張り、皮膚の色、湿潤や乾燥、発赤、局所の隆起や陥没などを観察する。

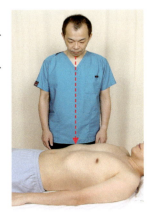

② 看護師の目線を患者さんの腹壁の高さに合わせて腹部を側面から見て、腹部の膨隆や陥凹などを観察する。

根拠 腹部全体の膨隆や陥凹は腹壁を真横から見ることで観察しやすくなるため。

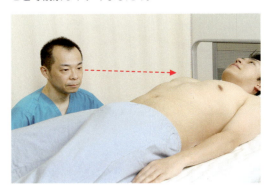

腹部の視診のアセスメント

腹部の視診では、以下を観察します。
- 全体的な形状
- 張り
- 皮膚の色
- 湿潤や乾燥の有無
- 発赤
- 局所の隆起や陥没
- 膨隆や陥凹の有無

腹部の視診での特徴的な異常

皮膚線条	腹壁皮下静脈怒張(メドゥーサの頭)
● 皮膚が一度拡張したあとに弛緩した場合に生じる ● 肥満、妊娠、クッシング症候群などでみられる	● 門脈圧亢進によって臍を中心に放射状に静脈が怒張する ● 肝硬変などでみられる

膨隆	陥凹
● 剣状突起と恥骨結合を結んだ線(仮想線)を腹壁が超えている ● 肥満、腹水の貯留など	● 剣状突起と恥骨結合を結んだ線(仮想線)よりも腹壁が低い ● やせ、栄養状態の悪化など

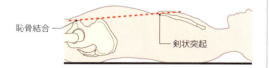

恥骨結合 / 剣状突起

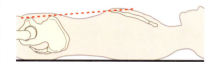

POINT 異常時の観察・ケアのポイント

腹部の皮膚や外観に異常がみられた場合、それが**いつから生じたのか**、**他に関連する症状がないか**、**ADLに影響はないか**を追加で情報収集します。苦痛が生じている場合やADLに影響がある場合には、**苦痛軽減やADL介助のケア**を立案します。

聴診

腸蠕動音の聴診

腹部の聴診は、**P.95**の手順にそって実施します。ここでは手順⑤の手技を解説します。

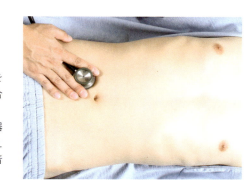

手順

① 腹壁の**1か所**に聴診器の**膜型**を当てて、腸蠕動音を**1分間**聴取する。腸蠕動音が1分間聴取できない場合には**5分間**聴取する。

根拠 通常、腸蠕動音は腹部全体で聴取できるため、聴診器を複数の場所に当てる必要はない。腸蠕動音が5分間聴こえない場合を「腸蠕動音消失」と表現するため、1分間腸蠕動音が聴取できない場合は5分間聴取する必要がある。

腸蠕動音のアセスメント

腸蠕動音は腸を通過する液体や気体が出す音です。正常では**5～15秒ごとに不規則**に聴取できます。

腸蠕動音のアセスメント

正常	音の頻度の異常			音の性状の異常
	消失	減少	亢進	金属音
1分以内に聴取される	5分間聴取できない	1分以上5分未満聴取できない	音が持続的に聴取される	金属どうしがぶつかるような高い音が聴取される
グルグル	…………	…グル……	グルグルグル	キンキン
腸蠕動運動が正常な状態	腸蠕動運動が停止している状態	腸蠕動運動が低下している状態	腸蠕動運動が活発な状態	腸管が狭窄または閉塞している状態

POINT 異常時の観察・ケアのポイント

腸蠕動音に異常がある場合には、**腸の機能に何らかの障害**が生じていると考えられます。腸蠕動音が亢進している場合には、腸蠕動が活発な状態になりやすい**消化管の炎症疾患**や**下痢**などの可能性があります。腸蠕動音が減弱・消失している場合には、腸蠕動が停滞している状態であると考えられます。また、金属音が聴かれる場合には、**腸閉塞**の可能性があります。これらの疾患の症状について追加で観察を行いましょう。

腸蠕動音は患者さんの食事の影響によっても変化します。摂取した食事の情報などもアセスメントに活用しましょう

打診

腹部の打診

腹部の打診は、**P.95**の手順にそって実施します。ここでは手順⑤の手技を解説します。

手順

① 患者さんの腹部を**4区分法**または**9区分法**（**P.91参照**）で順番に打診する。音の性状や**疼痛の有無**を観察する。

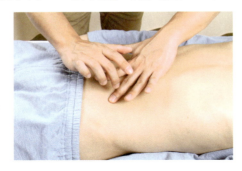

腹部の打診のアセスメント

腹部の打診では、**鼓音**か**濁音**が聴取されます。また、通常、打診による痛みは生じません。

腹部の打診音の特徴

打診音	音の特徴	聴取部位など
鼓音	「ポンポン」 太鼓などの中が空洞のものを叩いたときの音	● ガスが貯留して空洞になっている部位では鼓音が聴かれる
濁音	「ダンダン」「タンタン」 鈍く重い、中身が詰まったものを叩いたときの音	● ガスがなく便で満たされている部位では濁音が聴かれる ● 空洞でない臓器、腹水、腫瘤を打診した場合も濁音が聴かれる

POINT 異常時の観察・ケアのポイント

腹部の打診では**鼓音**と**濁音**が聴取されますが、**広範囲に濁音**が聴かれた場合は腹水や腫瘤などの存在が疑われます。腹水や腫瘤の存在について追加で情報収集を行いましょう。打診によって痛みが生じる場合には、腹部に何らかの異常の存在が疑われます。痛み以外の症状の有無について追加で情報収集を行いましょう。

COLUMN 鼓音の部位が変化する理由

腹部では、腹壁内側に空気が存在すると、鼓音が聴取されます。腹部で空気が存在する可能性のある部位は、通常、**胃**と**腸**です。食物といっしょに空気を飲み込んだり、食物を消化する過程でガスが発生すると、その部位で鼓音が聴取されます。

消化管では食物や便、ガスなどの内容物が腸蠕動運動によって肛門側に動きますので、**鼓音が聴取される位置は少しずつ変化する**のです。

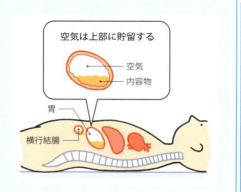

触診

腹部の触診

腹部の触診は、**P.95**の手順にそって実施します。ここでは手順⑤の手技を解説します。

手順

① 患者さんの腹部を**4区分法**または**9区分法**（**P.91参照**）で順番に触診する。1つの部位で浅い触診、深い触診（**左下表参照**）を行い、痛みや筋性防御、腫瘤の有無を観察する。圧痛のある部位では深く触診した後に手をすばやく離して**反跳痛（ブルンベルグ徴候）**（**右下表参照**）の有無も観察する。

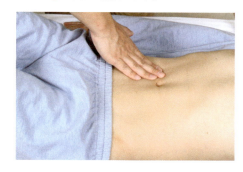

浅い触診と深い触診

浅い触診	深い触診
指全体で押し込むようにして、1～2cm程度圧迫する	指先を使って3～5cm程度圧迫する

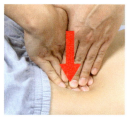

筋性防御と反跳痛

筋性防御	反跳痛（ブルンベルグ徴候）
圧痛のある部位を触診すると、反射的に筋肉が収縮して固くなり、押している指を跳ね返そうとする現象	圧痛のある部位で深く触診した後にすばやく手を離す動作をしたときに生じる痛み

腹部の触診のアセスメント

腹部の触診では、正常では腹部はやわらかく弛緩します。異常では、痛みや筋性防御、反跳痛、腫瘤がみられることがあります。また、腹部には**圧痛点**という特徴的な痛みの部位があります。**右図**の部位に痛みが生じる場合には**急性虫垂炎**が疑われます。

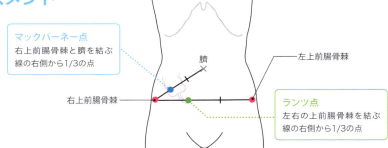

- マックバーネー点：右上前腸骨棘と臍を結ぶ線の右側から1/3の点
- ランツ点：左右の上前腸骨棘を結ぶ線の右側から1/3の点
- 臍
- 右上前腸骨棘
- 左上前腸骨棘

👉 POINT　異常時の観察・ケアのポイント

圧痛や**腫瘤**、**筋性防御**や**反跳痛（ブルンベルグ徴候）**が生じる場合には、それらを引き起こす何らかの異常が潜んでいると考えられます。追加の情報収集を行いましょう。

筋・骨格系のフィジカルアセスメント

基礎知識

筋・骨格系とは

筋・骨格系とは、人体を形づくる、または、体を動かすための器官の総称です。**骨**や**筋肉**、それらをつなぐ**関節**や**腱**などで構成されています。筋・骨格系に問題があると、その人の**ADL（日常生活動作）に影響が生じる**という特徴があります。

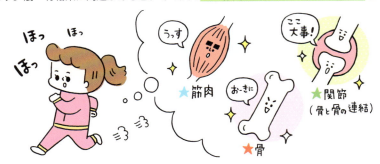

筋・骨格系の解剖

筋組織には**骨格筋**、**心筋**、**平滑筋**の3種類があります。骨格筋は骨とともに運動にかかわり、自分の意思によって動かすことのできる**随意筋**です。心筋は心臓の収縮や拡張にかかわり、平滑筋は内臓や血管を構成する筋です。心筋と平滑筋は自分の意思で動かすことのできない**不随意筋**です。筋・骨格系では、運動にかかわる骨格筋に着目します。

骨と骨が連結する部分を**関節**といいます。関節には可動性のある**可動関節**と可動性のない**不動関節**があり、筋・骨格系では可動関節に着目します。関節の動きにはさまざまな種類があります。

骨格筋、心筋、平滑筋

骨格筋	心筋	平滑筋
横紋筋　随意筋	横紋筋　不随意筋	平滑筋　不随意筋

可動関節の種類

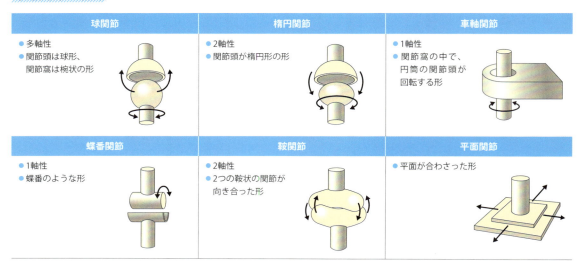

おもな関節と筋肉

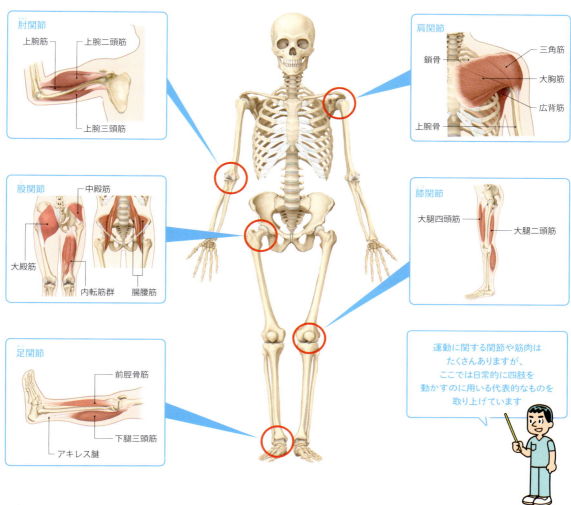

筋・骨格系のしくみ

骨格筋の運動は、**大脳皮質**から運動の指令が出されることによってはじまり、**筋肉が収縮**することによって起こります。これらのどこかに異常が生じると、運動が起きないか、運動になんらかの変化が生じます。

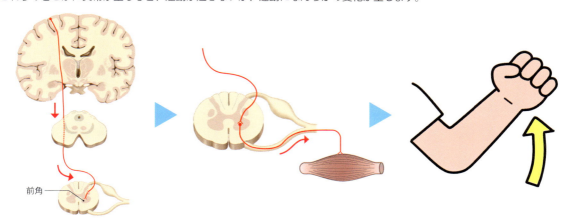

- 大脳皮質の運動野から運動の指令が脊髄の前角に伝えられる
- 指令が脊髄から末梢に向かう
- 筋肉が収縮し、関節が屈曲する

観察ポイント

筋・骨格系の観察ポイント

筋・骨格系の運動は、筋肉や骨、関節以外にも神経系が密接に関係しています。ここでは**筋肉と関節の動き**を中心に観察ポイントを示します。

筋・骨格系の観察ポイントとフィジカルアセスメント

筋・骨格系の観察ポイント	実施するフィジカルアセスメント
関節が動く範囲は正常か	関節可動域（ROM*）の測定
関節を動かす筋力は正常か	徒手筋力検査（MMT*）

ROMやMMTに異常がある場合、患者さんの日常生活動作にも影響が出ていることが多くあります。日常生活動作にも注目しましょう

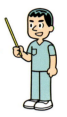

関節可動域（ROM）とは

関節可動域（ROM）とは、**関節が動く範囲**のことをいいます。
ある関節について、基準とする位置からどのくらいの角度まで動くのかを測定します。
患者さん自身で動かせる範囲を**自動的関節可動域**、医療者など他者が動かせる範囲を**他動的関節可動域**といいます。
関節可動域（ROM）の測定では、他動的関節可動域を測定します。

関節可動域

自動的関節可動域
● 自分で動かせる関節可動域

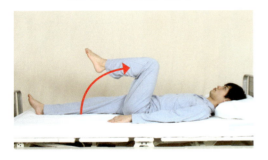

他動的関節可動域
● 他者の力で動かせる関節可動域

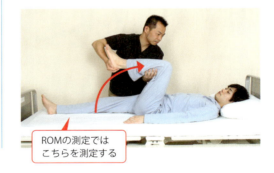

ROMの測定ではこちらを測定する

徒手筋力検査（MMT）とは

徒手筋力検査（MMT）は**筋力の測定法**で、**6段階**で筋力を評価します。関節は複数の筋肉の収縮や弛緩によって動いていますが、MMTでは個々の筋肉ではなく1つの関節運動にかかわるすべての筋肉の筋力を評価します。

徒手筋力検査の判定基準

機能段階	表示法	等級
強い抵抗を加えても、なお重力に打ち勝って完全に動く	Normal（N）	5
いくらか抵抗を加えても、なお重力に打ち勝って完全に動く	Good（G）	4
抵抗を加えない状態で、重力に打ち勝って完全に動く	Fair（F）	3
重力を除けば全可動域動く	Poor（P）	2
わずかに筋収縮あり	Trace（T）	1
筋収縮なし	Zero（0）	0

問診・視診・触診

筋・骨格系のフィジカルアセスメントでは、筋・骨格系の異常で生じやすい症状に注目して問診を行います。なんらかの自覚症状がみられた場合には、その部位の皮膚の色や発赤、腫脹などを視診で観察し、さらに、熱感や冷感、圧痛の有無などを触診で観察します。

筋・骨格系の問診で注目すべき症状

症状	説明	患者さんの訴えの例
関節痛	●関節の動きにかかわらず関節に生じる疼痛を関節痛といいます ●痛風や関節炎、関節リウマチなどの炎症性疾患や、変形性関節症などの非炎症性疾患などが原因となります	●関節が痛い ●動かすと関節が痛い
筋肉痛・筋痛	●おもに骨格筋に生じる痛みを筋肉痛（筋痛）といいます ●過度の運動などで生じる局所的な痛みと、リウマチ性疾患や感染症などによる全身性の痛みがあります	●筋肉が痛い ●動かすと筋肉が痛い
関節の可動域制限	●関節の可動域が通常よりも狭くなった状態を可動域に制限があるといいます ●さまざまな原因により関節の動く範囲が狭まります	●肩や腕、足の動きが悪い ●肩や腕、足が上がらない
熱感	●局所や全身に熱を感じることを熱感といいます ●炎症などによって生じます	●熱い ●熱く感じる
発赤	●局所が赤みを帯びることを発赤といいます ●炎症などによって生じます	●赤い
腫脹	●局所が腫れ上がることを腫脹といいます ●炎症などによって生じます	●腫れている ●膨らみがある
関節のこわばり	●関節の動きが制限されているような、動かしにくさを感じることをこわばりといいます ●関節リウマチでは、起床直後の手指のこわばりが特徴です	●指がこわばる ●指が動かしにくい ●関節が固まったようだ

COLUMN 関節可動域の制限と良肢位

良肢位とは、もし関節が動かなくなってしまった場合でも、日常生活行動に及ぼす影響が最も小さい肢位です。関節の可動域制限が出現していてベッド上安静を強いられる状況では、良肢位を保つように姿勢を整えましょう。

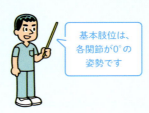

基本肢位は、各関節が0°の姿勢です

良肢位の例

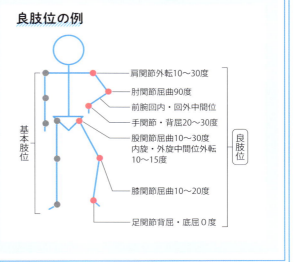

基本肢位

良肢位
- 肩関節外転10〜30度
- 肘関節屈曲90度
- 前腕回内・回外中間位
- 手関節・背屈20〜30度
- 股関節屈曲10〜30度 内旋・外旋中間位外転10〜15度
- 膝関節屈曲10〜20度
- 足関節背屈・底屈0度

関節可動域(ROM)の測定

必要物品

❶アルコール手指消毒薬　❷角度計

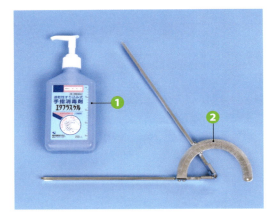

手順

① 患者さんに関節可動域測定を行う目的や方法などを説明し、同意を得る。

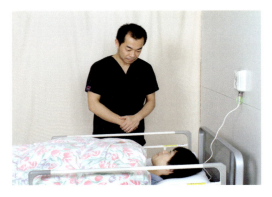

② アルコール手指消毒薬で手指消毒を行い、観察する関節（ここでは股関節の屈曲）を十分関節運動が見える程度に露出する。

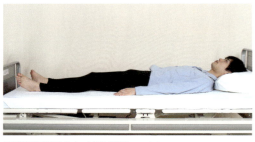

※関節運動が見えやすい衣服を着用しています。

③ 観察する関節の**基本軸**と**移動軸**を確認する（P.105〜108参照）。

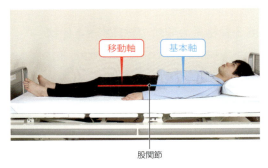

股関節

④ 正確な測定ができるようP.105〜108の注意点に沿って、看護師が移動軸となる部位をゆっくりと動かす。

根拠 注意点を守らないと、正確な角度が測定できないため。

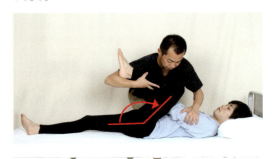

⑤ 基本軸と移動軸の角度を角度計で測定する。**左右差**をみるため、**左右とも測定する**。

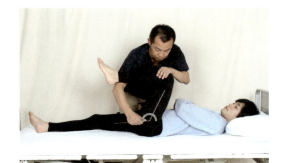

⑥ 患者さんの寝衣や体位、寝具を整える。

⑦ 測定結果を記録する。

関節可動域の測定方法と注意点

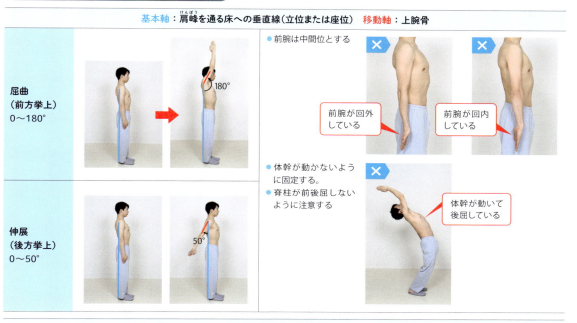

上肢測定：肩（肩甲帯の動きを含む）

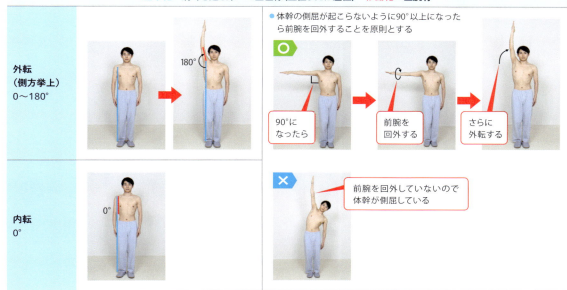

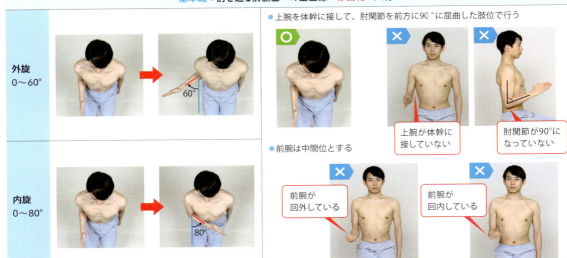

その他の検査法：肩（肩甲骨の動きを含む）

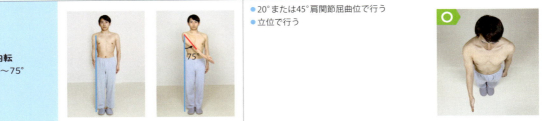

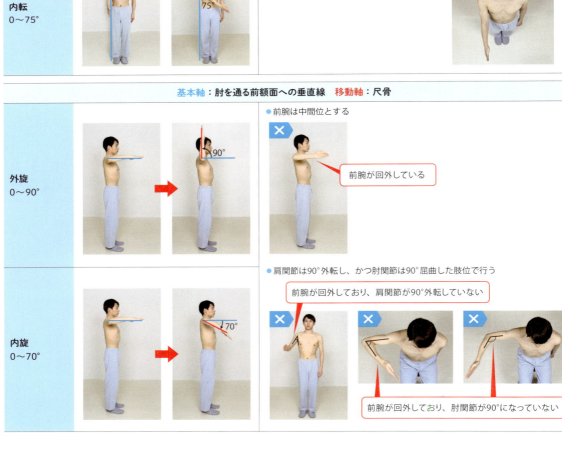

上肢測定：肘

基本軸：上腕骨　**移動軸**：橈骨

屈曲 0〜145°	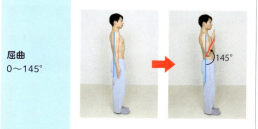	● 前腕は回外位とする 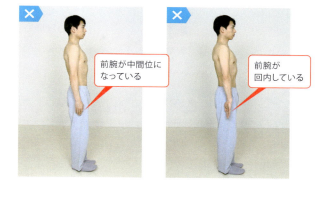 前腕が中間位になっている／前腕が回内している
伸展 0〜5°	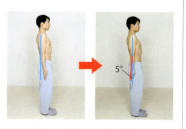	

上肢測定：前腕

基本軸：上腕骨　**移動軸**：手指を伸展した手掌面

● 肩の回旋が入らないように肘を90°に屈曲する

回内 0〜90°	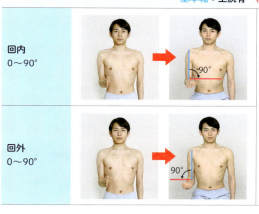
回外 0〜90°	

肘が90°になっていない

下肢測定：股

基本軸：体幹と平行な線　**移動軸**：大腿骨（大転子と大腿骨外果の中心を結ぶ線）

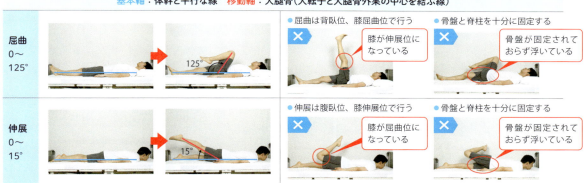

屈曲 0〜125°	● 屈曲は背臥位、膝屈曲位で行う（膝が伸展位になっている）　● 骨盤と脊柱を十分に固定する（骨盤が固定されておらず浮いている）
伸展 0〜15°	● 伸展は腹臥位、膝伸展位で行う（膝が屈曲位になっている）　● 骨盤と脊柱を十分に固定する（骨盤が固定されておらず浮いている）

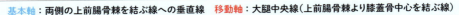
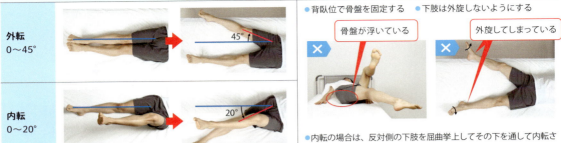
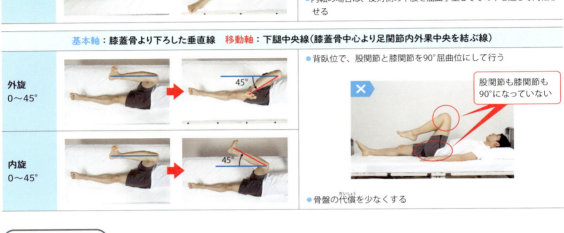

下肢測定：膝

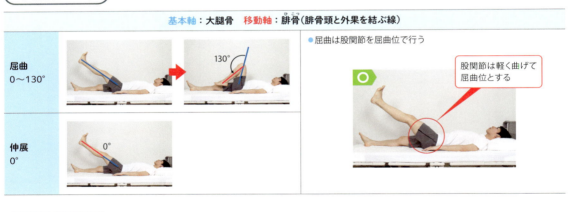

下肢測定：足

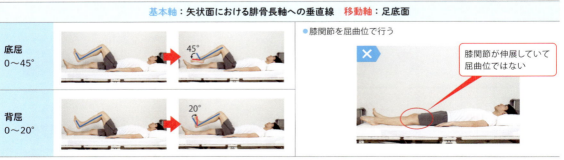

日本リハビリテーション医学会，日本整形外科学会，日本足の外科学会：関節可動域表示ならびに測定法改訂について（2022年4月改訂）．Jpn J Rehabil Med 2021；58：1188-1200．より引用，著者一部改変

ワンポイントレクチャー
他動的関節可動域の測定

P.104～108に示した関節可動域（ROM）の測定方法と注意点で写真に写っているのは患者さんだけですが、関節可動域（ROM）の測定では看護師による他動的関節可動域（P.102参照）を測定します。

根拠 患者さんに筋力低下などがある場合、患者さんだけでは十分な関節運動ができません。関節可動域で観察するのは「筋力に影響されない関節の動く範囲」ですので、看護師が介助して最大の関節可動域を測定する必要があります。ただし、痛みが出現した場合にはそれ以上大きな負荷をかけないようにしましょう。

関節可動域（ROM）のアセスメントとケア

関節可動域は年齢や性別、運動習慣の有無などによって**多様な個人差**が生じます。そのため、参考可動域角度と測定値を単純に比較して異常か正常か判断してはいけません。

関節可動域のアセスメントでは、関節可動域制限の原因が**個人差なのか疾患なのかを区別すること**、そして、**日常生活動作への影響を考慮してケアにつなげること**が重要です。

ワンポイントレクチャー
拘縮とは

脳梗塞などの後遺症が原因で関節を動かさない状態が続くと、関節周囲の皮膚や筋肉、靱帯が縮んで硬くなり関節可動域に制限が出ます。このような状態を**拘縮**といいます。

拘縮の好発部位

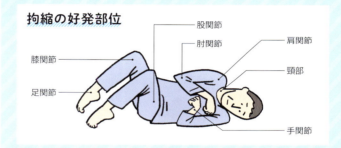

股関節／肘関節／肩関節／頸部／手関節／足関節／膝関節

POINT　異常時の観察・ケアのポイント

関節可動域が制限される原因として**痛み**と**拘縮**があります。関節可動域の観察では痛みが出現したらそれ以上無理して動かさずに測定を行います。

観察した関節可動域をもとに、**日常生活動作への影響**を考えてケアに生かすことが重要です。各関節の動きに制限があったとしても、**動作を工夫**したり**道具を活用**することで日常生活動作への影響を最小にすることができます。

徒手筋力検査（MMT）

徒手筋力検査実施時のポイント

抵抗	固定	ポジショニング
抵抗を与える場合、看護師は**いつも同じ手（利き手）で行い、同じ抵抗になるように心がける**　**根拠** MMTは看護師の力のかけ具合で評価が大きく変わってしまうため、力のかけかたが統一できるように同じ側の手を使用する	運動させる関節に対して「**中枢側の固定と末梢での抵抗**」が基本である　**根拠** 動かす関節をしっかりと固定しないと正確に測定できないため	**同じ体位でできるものはまとめて実施する**　**根拠** 患者さんへの負担を最小限にするため

徒手筋力検査（MMT）

必要物品
- アルコール手指消毒薬

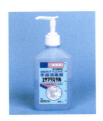

① 患者さんに徒手筋力検査を行う目的や方法などを説明し、同意を得る。アルコール手指消毒薬で手指消毒を行う。

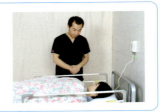

② 患者さんを座位にする。
根拠 MMTでは重力に反して動かすことができるMMT3が基準となる。MMT3を測定するためには関節運動に重力がかかる座位になる必要がある。

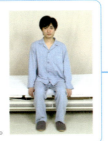

③ 目的の関節運動（ここでは肩の側方挙上〈外転〉）を実施してもらい、MMT3が可能かどうかを観察する。
根拠 MMT3がMMTの基準となるため、はじめにMMT3ができるかどうかを観察する。

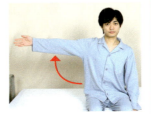

MMT3が可能 ／ **MMT3が不可能**

④-1 目的の関節運動に対して抵抗を加え、MMT3〜5のどれにあてはまるかを観察する。

MMT5 強い抵抗を加えても、なお重力に打ち勝って完全に動く

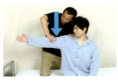

MMT4 いくらか抵抗を加えても、なお重力に打ち勝って完全に動く

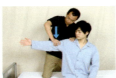

MMT3 抵抗を加えない状態で、重力に打ち勝って完全に動く

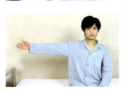

④-2 臥位などに体位を変えて目的の関節運動を水平方向に行ってもらい、MMT2が可能かどうかを観察する。その際は、関節の下側に手を添える。
根拠 目的の関節運動ににかかる重力の抵抗を除去するため。手を添えることでシーツの摩擦による抵抗を除去できる。

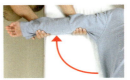

MMT2が可能 → MMT2

MMT2が不可能

⑤ 目的とする関節運動を支配する筋肉（P.101参照）が見えるように露出する。

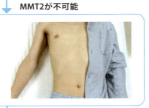

⑥ 目的とする関節運動を支配する筋肉に注目し、関節運動をしようとすることによる筋肉の収縮や動きを観察する。

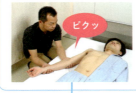 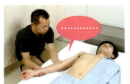

筋肉の収縮あり → MMT1　　**筋肉の収縮なし** → MMT0

代表的な関節の関節運動の徒手筋力検査の方法

MMT	5・4	3	2	1・0
肩関節 屈曲（前方挙上）	腕を前方に挙上するように指示し、肩の高さまで上げてもらう。さらに、上腕に抵抗を加えて観察する	腕を前方に挙上するように指示し、肩の高さまで上がるかを観察する	腕を前方に挙上するように指示し、ある程度動くかを観察する	腕を前方に挙上するように指示する。このとき、三角筋に注目して筋の収縮があるかを観察する
肩関節 伸展（後方挙上）	腹臥位で腕をできるだけ後方に高く上げるように指示し、しっかり上げてもらう。さらに、上腕後面に抵抗を加えて観察する	腹臥位で腕をできるだけ後方に高く上げるように指示し、しっかり上がるか観察する	腹臥位で腕をできるだけ後方に高く上げるように指示し、ある程度持ち上がるかを観察する	腹臥位で腕をできるだけ高く上げるように指示する。このとき、肩甲骨周辺の筋の収縮があるかを観察する
股関節 屈曲	座位で膝を持ち上げるように指示し、しっかり上げてもらう。さらに、大腿部上面に抵抗を加えて観察する	座位で膝を持ち上げるように指示し、しっかり上がるか観察する	側臥位で、上側の下肢が水平になるように支える。膝を胸に近づけるように指示し、全可動域動くか観察する	側臥位で、上側の下肢が水平になるように支える。鼠径部に看護師の手を当てて膝を胸に近づけるように指示し、腸腰筋の収縮があるかを観察する
膝関節 屈曲	腹臥位で膝を直角になるまで曲げるように指示し、しっかり曲げてもらう。さらに、ふくらはぎに抵抗を加えて観察する	腹臥位で膝を直角になるまで曲げるように指示し、観察する	側臥位で上側の下肢が水平になるように支え、膝をしっかりと伸ばす。膝を曲げるように指示し、全可動域動くか観察する	腹臥位で、下肢をしっかりと伸ばす。膝を曲げるように指示する。このとき、大腿二頭筋の収縮があるかを観察する

MMT	5・4	3	2	1・0
膝関節 伸展	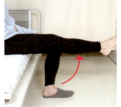 座位で膝をまっすぐに伸ばすように指示し、しっかり伸ばしてもらう。さらに、足首に抵抗を加えて観察する	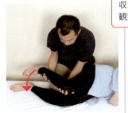 座位で膝をまっすぐに伸ばすように指示し、観察する	側臥位で、上側の下肢が水平になるように支え、膝を90度屈曲位とする。膝を伸ばすように指示し、全可動域動くか観察する	収縮が触れるか観察する 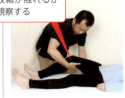 仰臥位で、膝関節を軽く保持する。膝を伸ばすように指示する。このとき、大腿四頭筋の収縮があるかを観察する

POINT 異常時の観察・ケアのポイント

　徒手筋力検査では左右を比較して**麻痺**の程度を評価したり、継続した観察で**リハビリテーションの効果**を判定します。異常が出現した場合にはその異常がいつから、どのような変化をしているのかも含めてアセスメントしましょう。

麻痺の分類（部位による分類）

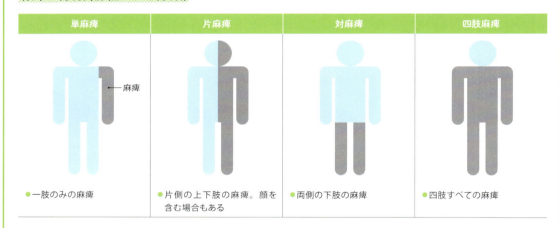

単麻痺	片麻痺	対麻痺	四肢麻痺
●一肢のみの麻痺	●片側の上下肢の麻痺。顔を含む場合もある	●両側の下肢の麻痺	●四肢すべての麻痺

麻痺の分類（程度による分類）

完全麻痺	不完全麻痺（不全麻痺）
●全く動かすことができない状態	●ある程度は動かすことができる状態

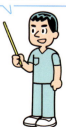

片麻痺では嚥下に関係する筋肉にも麻痺が起きて、嚥下障害が生じることがあります

神経系のフィジカルアセスメント

基礎知識

神経系とは

神経系とは、中枢神経系と末梢神経系から構成される**全身の神経の総称**です。人の生命維持に不可欠な循環や呼吸などを司るだけでなく、五感や動き・記憶など、人が生きていくうえで必要なさまざまな活動のための**情報伝達**や**制御**の役割を担っています。

神経系の解剖

神経系は、**脳**と**脊髄**からなる**中枢神経系**と、**12対の脳神経**と**31対の脊髄神経**からなる**末梢神経系**の2つに分けられます。

脳の解剖

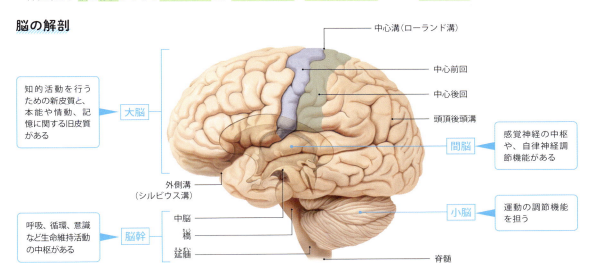

- 中心溝（ローランド溝）
- 中心前回
- 中心後回
- 頭頂後頭溝
- 外側溝（シルビウス溝）
- 中脳
- 橋
- 延髄
- 脊髄

大脳：知的活動を行うための新皮質と、本能や情動、記憶に関する旧皮質がある

間脳：感覚神経の中枢や、自律神経調節機能がある

小脳：運動の調節機能を担う

脳幹：呼吸、循環、意識など生命維持活動の中枢がある

脊髄の解剖

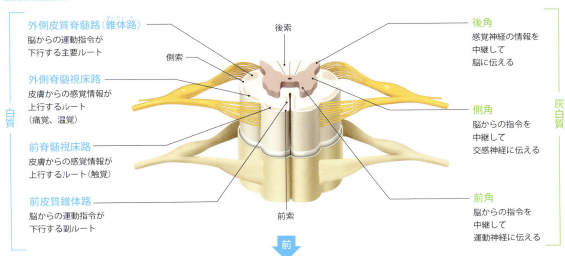

白質
- 外側皮質脊髄路（錐体路）：脳からの運動指令が下行する主要ルート
- 外側脊髄視床路：皮膚からの感覚情報が上行するルート（痛覚、温覚）
- 前脊髄視床路：皮膚からの感覚情報が上行するルート（触覚）
- 前皮質錐体路：脳からの運動指令が下行する副ルート

灰白質
- 後角：感覚神経の情報を中継して脳に伝える
- 側角：脳からの指令を中継して交感神経に伝える
- 前角：脳からの指令を中継して運動神経に伝える

後索／側索／前索／前

脳神経の分類

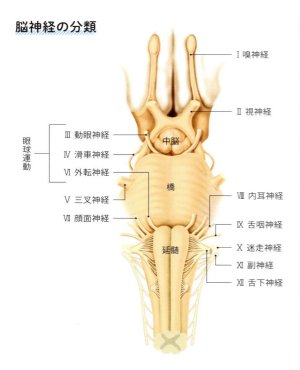

脳神経		機能
Ⅰ 嗅神経	感覚	●嗅覚を中枢に伝達
Ⅱ 視神経	感覚	●視覚を中枢に伝達

脳神経		説明
Ⅲ 動眼神経	運動	●眼球の上・下・内転、まぶたを開く(上眼瞼の挙上)運動指令を伝達
	自律	●瞳孔の収縮、ピントの調節
Ⅳ 滑車神経	運動	●眼球を内下方に向ける運動指令を伝達
Ⅴ 三叉神経	感覚	●顔面の知覚を中枢に伝達
	運動	●咀嚼の運動指令を伝達
Ⅵ 外転神経	運動	●眼球を外側に向ける運動指令を伝達
Ⅶ 顔面神経	運動	●顔面の運動指令を伝達
	感覚	●味覚を中枢に伝達
	自律	●涙、鼻汁、唾液の分泌
Ⅷ 内耳神経	感覚	●聴覚、平衡覚を中枢に伝達
Ⅸ 舌咽神経	感覚	●舌と咽頭の知覚と味覚を中枢へ伝達
	運動	●咽頭への運動指令を伝達
	自律	●唾液の分泌
Ⅹ 迷走神経	感覚	●咽頭、喉頭の知覚、内臓感覚を中枢へ伝達、味覚
	運動	●咽頭、喉頭への運動指令を伝達
	自律	●内臓の運動と分泌の調節
Ⅺ 副神経	運動	●胸鎖乳突筋、僧帽筋への運動指令を伝達
Ⅻ 舌下神経	運動	●舌の運動指令を伝達

脊髄神経の分類

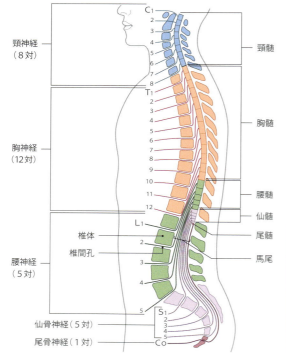

- ●椎骨の椎孔が連結してできる脊柱管の中に脊髄を収納し、保護している
- ●椎間孔から脊髄に出入りする末梢神経を脊髄神経という
- ●脊髄神経には頸神経、胸神経、腰神経、仙骨神経、尾骨神経があり、それぞれの領域を支配する

頸神経叢 (C_1〜C_4)	●頸部前外側面の皮膚、舌骨筋群、斜角筋群に分布 ●横隔神経(C_3〜C_5)は横隔膜を支配
腕神経叢 (C_5〜T_1)	●上肢帯と自由上肢に分布 ●手掌の母指側を正中神経、手掌と手背の小指側を尺骨神経、手背の母指側を橈骨神経が支配
肋間神経 (T_1〜T_{12})	●胸腹壁の筋と皮膚に分布
腰神経叢 (T_{12}〜L_4)	●下腹部・鼠径部・大腿の皮膚と筋に分布(大腿神経、閉鎖神経など)
仙骨神経叢 (L_4〜S_4)	●下肢の大半の皮膚と筋を支配 ●坐骨神経は脛骨神経と総腓骨神経に分かれる

神経系のしくみ

末梢神経系は、**体性神経系**と**自律神経系**に分けられます。体性神経系・自律神経系では、さまざまな器官から情報を中枢方向に伝える経路である**求心路**と、中枢から各器官に指令を出す**遠心路**という経路が存在します。

錐体路（右図）は遠心路の一部で、大脳皮質からの運動信号を脊髄に伝え、筋肉の運動を制御しています。

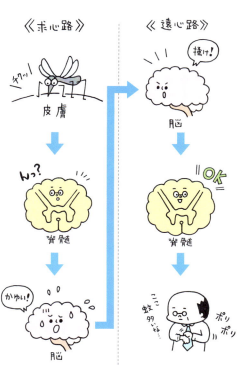

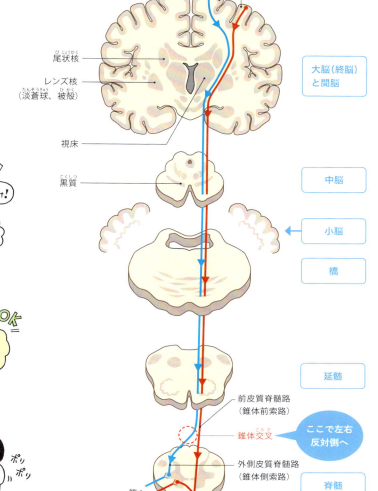

錐体路

観察ポイント

中枢神経系や末梢神経系は身体内のあらゆる機能にかかわっているため、観察ポイントは多岐にわたります。

神経系の観察ポイント	実施するフィジカルアセスメント
脳に重大な障害が生じていないか	● 瞳孔の観察（P.125）　● 対光反射の観察（P.125）
意識は正常か	● 意識レベルの観察（P.51）
運動機能は正常か	● 徒手筋力検査（MMT）（P.109）　● バレー徴候（P.116） ● ミンガッツィーニ試験（P.117）
感覚機能は正常か	● 表在感覚の観察（P.118）
小脳機能は正常か	● ロンベルグ試験（P.120）　● つぎ足歩行試験（P.120） ● 鼻指鼻試験（P.121）　● 踵膝試験（P.121） ● 回内・回外検査（P.121）

運動機能評価

バレー徴候（上肢・下肢）、ミンガッツィーニ試験

必要物品
1. アルコール手指消毒薬
2. 時計またはストップウォッチ

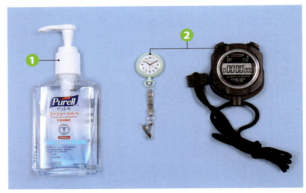

手順

1. 患者さんに運動機能評価の目的や方法を説明して同意を得る。アルコール手指消毒薬で手指消毒を行う。

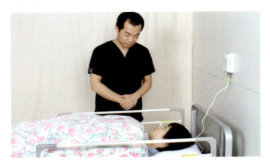

3. 目を閉じてそのまま**20秒間待ち**、**姿勢が保持できるか**を観察する。

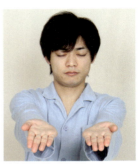

4. 患者さんの寝衣や体位、寝具を整える。

5. 結果を記録する。

上肢のバレー徴候の観察

1. 患者さんを座位にする。

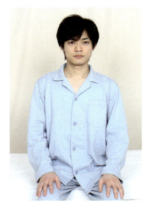

2. 患者さんに肘を伸ばし、指をそろえて両手掌を上に向けて両腕を水平に挙上してもらう。

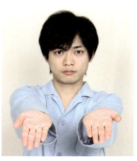

上肢のバレー徴候のアセスメント

上肢のバレー徴候では、手順②～③の姿勢を保持できるかどうかを評価します。

陰性	陽性
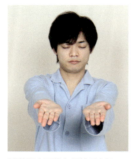	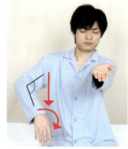
20秒間水平位を保持できる	「上肢の下降」「前腕の回内」「肘関節の屈曲」が出現する

※軽度の麻痺では前腕の回内しか出現しないことがありますが、この場合でも上肢のバレー徴候は陽性と判断します。

下肢のバレー徴候の観察

① 患者さんを腹臥位にする。

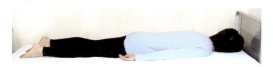

② 両下腿をベッドから**45°**ほど挙上した状態を保持してもらう。このとき、**両下肢どうしが触れないようにする**。
根拠 両下肢が触れてしまうと摩擦が生じて足を支えてしまい、正確な測定ができなくなるため。

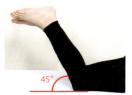 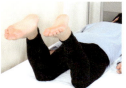

③ そのまま**20秒間**待ち、**姿勢が保持できるか**を観察する。

④ 患者さんの寝衣や体位、寝具を整える。

⑤ 結果を記録する。

下肢のバレー徴候のアセスメント

下肢のバレー徴候では、手順②～③の姿勢を保持できるかどうかを評価します。

陰性	陽性

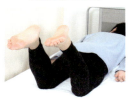 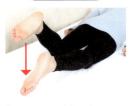

20秒間45°挙上した姿勢を保持できる　　「下肢の下降」が出現する

ミンガッツィーニ試験

患者さんが腹臥位をとれず下肢のバレー徴候を観察できない場合には、ミンガッツィーニ試験を行います。

① 患者さんを仰臥位にする。

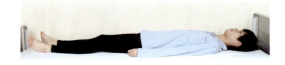

② 股関節と膝関節が**90°**になるように屈曲し、下肢を挙上してもらう。

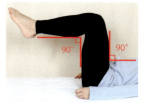 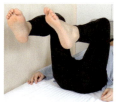

③ そのまま**20秒間**待ち、**姿勢が保持できるか**を観察する。

④ 患者さんの寝衣や体位、寝具を整える。

⑤ 結果を記録する。

ミンガッツィーニ試験のアセスメント

ミンガッツィーニ試験では、手順②～③の姿勢を保持できるかどうかを評価します。

陰性	陽性

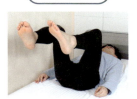 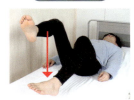

20秒間姿勢を保持できる　　「下肢の下降」が出現する

👆 POINT　異常時の観察・ケアのポイント

バレー徴候やミンガッツィーニ試験が陽性の場合は**錐体路**に何らかの障害がある可能性があります。**徒手筋力検査**（MMT、P.109～112参照）を実施して、どこにどの程度の運動障害が生じているのかを詳細に観察しましょう。また、継続的に観察を続けて、その変化を把握することも重要です。

表在感覚の観察

表在感覚とは

感覚は、感覚器が存在する場所によって3つに分けられます。表在感覚は体性感覚に含まれ、**触覚**や**温度覚**、**痛覚**があります。

特殊感覚	体性感覚	内臓感覚
視覚　聴覚　平衡覚　嗅覚　味覚	表在感覚　深部感覚　複合感覚 →これらの観察を取り上げる 触覚　温度覚　痛覚	臓器感覚　内臓痛覚
●頭部の感覚器で感知される感覚	●全身の皮膚と筋で感知される感覚	●内臓で感知される感覚

表在感覚の観察

必要物品
1. アルコール手指消毒薬
〈触覚の場合〉
2. ティッシュペーパーあるいは筆
〈温度覚の場合〉
3. 試験管
4. 40～45℃の湯
5. 10℃の水
〈痛覚の場合〉
6. つまようじ

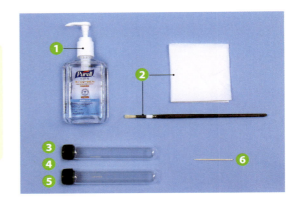

手順

1 患者さんに表在感覚の観察の目的や方法を説明して同意を得る。アルコール手指消毒薬で手指消毒を行う。

2 検査する部位を露出する。
根拠 検査部位に衣服が触れていると正確な評価ができないため。

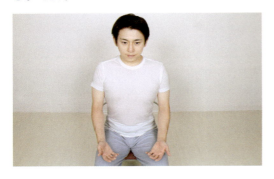

3 触覚の場合は**触れたと感じたとき**、温度覚の場合は**熱くまたは冷たく感じたとき**、痛覚の場合は**痛いと感じたとき**にはすぐに伝えるように説明する。

4 患者さんには**目を閉じてもらう**。
根拠 視覚による情報と触覚の情報が混ざってしまい、正確な評価ができなくなってしまうため。

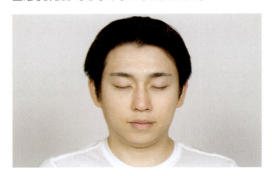

118

5. 触覚の場合、**1か所につき2〜3回ずつ**触れる。痛覚の場合、**1か所につき2〜3回ずつ**つつく。温度覚の場合、**2〜3秒ほど**試験管を皮膚に密着させる。

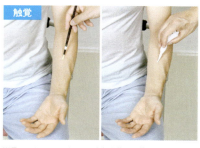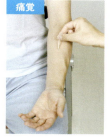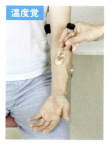

※ティッシュペーパーはこよりを作って使用する。

6. 異常がある場合は、同部位の**左右差**や、**同側の上下肢の差**、異常部位の**近位部と遠位部の差**を観察する。
   根拠 異常の範囲を特定するため。

7. 患者さんの寝衣や体位、寝具を整える。

8. 結果を記録する。

表在感覚の観察のアセスメント

正常	鈍麻	消失	過敏
●加えられた刺激を感じることができる	●加えられた刺激を感じるがにぶい	●刺激を感じない	●加えられた刺激より強く感じる

表在感覚の知覚

皮膚感覚は、その部位に対応する**脊髄神経**によって知覚されます。そのため、表在感覚の異常部位によって障害部位を推定することができます。

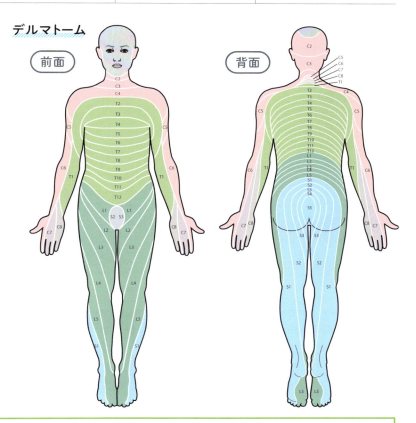

デルマトーム
前面　背面

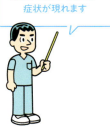

脊髄損傷では、損傷した部位より下の脊髄が支配する領域に症状が現れます

POINT 異常時の観察・ケアのポイント

表在感覚に異常がある場合、日常生活動作（ADL）を送るうえでなんらかの影響が生じていることが考えられます。日常生活動作をつぶさに観察して、看護ケアを立案しましょう。

小脳機能の評価

小脳の機能とは

小脳は大脳の下方、橋と延髄の背面にあります。小脳は大脳皮質から骨格筋に送られる**運動**の情報、内耳からの**平衡感覚**の情報、脊髄からの**体性感覚**の情報などを受け取って統合し、**身体の平衡や運動姿勢を制御**してなめらかで正確に動くことができるように調整しています。

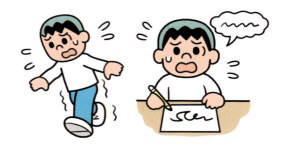

ロンベルグ試験

ロンベルグ試験は、**平衡感覚**や**深部感覚**の能力を評価するための検査です。

患者さんに**開眼**した状態で両足を揃えて立位を取ってもらい、**立位を安定して保持できるか**を観察します。次に、**閉眼**した状態で立位をとることができるかを観察します。

ロンベルグ試験では、患者さんが倒れても安全に支えられるように援助します。

ロンベルグ試験陽性

ロンベルグ試験のアセスメント

	正常	小脳虫部の障害	脊髄後根・後索の障害（深部感覚の障害）
開眼時の立位	●安定・保持できる	●不安定・保持できない	●安定・保持できる
閉眼時の立位	●安定・保持できる	●不安定・保持できない	●不安定・保持できない

つぎ足歩行試験

つぎ足歩行試験は、一歩進むごとに前の足の踵をつま先にぴったりとつけて、**1本の直線上を歩く**ことができるかを観察します。

つぎ足歩行試験のアセスメント

正常	異常（小脳の錐体外路系の障害など）
●安定・保持できる	●不安定・保持できない

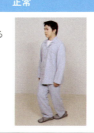

鼻指鼻試験

鼻指鼻試験は、患者さんが腕を伸ばしてちょうど触れる距離に看護師の指を位置させ、**患者さんの鼻と看護師の指とを交互に触れる**ことができるかを観察します。動作を繰り返しながら看護師の指を移動させ、患者さんの指はなるべくすばやく動かしてもらいます。

鼻指鼻試験のアセスメント

正常	異常	異常（測定障害）	異常（企図振戦）
● 正確にすばやく鼻と指に触れることができる〈正常な動作〉	● 動作がまったくできない ● 動作が正確でない	● 距離が足りない ● 指を行き過ぎる	● 鼻や指に近づくと震える

踵膝試験

踵膝試験は、仰臥位で踵をもう一方の膝の上に置き、**踵を膝から下腿をこすりながら足首側に移動**させてもらいます。

踵膝試験のアセスメント

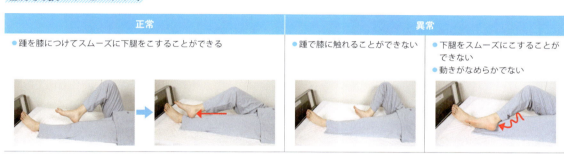

正常	異常
● 踵を膝につけてスムーズに下腿をこすることができる	● 踵で膝に触れることができない ／ ● 下腿をスムーズにこすることができない ● 動きがなめらかでない

回内・回外検査

患者さんに座位をとってもらい、左右の手のひらを大腿にのせて、**手掌と手背を交互に大腿に触れてもらいます**。左右同時にリズミカルに動かしてもらいます。

回内・回外検査のアセスメント

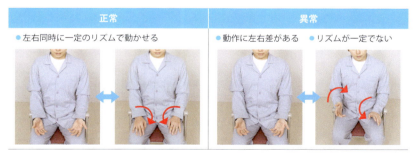

正常	異常
● 左右同時に一定のリズムで動かせる	● 動作に左右差がある ● リズムが一定でない

> **POINT　異常時の観察・ケアのポイント**
>
> 小脳の機能に障害がある場合、**ADLになんらかの影響**が生じています。ADLへの影響をつぶさに観察して、ADL介助のケアを立案します。

頭頸部・感覚器（眼・耳・口）のフィジカルアセスメント

基礎知識

解剖生理

頭部には眼・耳・鼻・口など、**特殊感覚にかかわる器官**が存在します。

また、頭頸部の運動や感覚などは、**脳神経**がつかさどっています。脳神経は左右に**12対**あり、それぞれさまざまな機能を分担しています。

この項では、顔面（表情・顔貌）の観察、視野検査、瞳孔・対光反射の観察、耳（音の聞こえかたと聴力）の検査、口の観察、頸部の観察について解説します。

頭部の外観

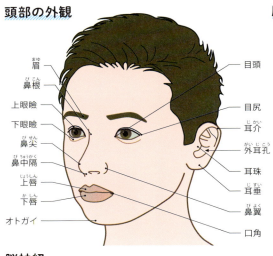

脳・神経系の構造

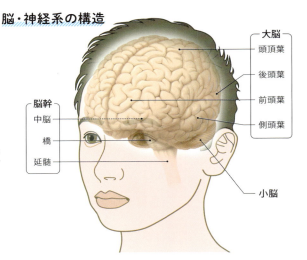

脳神経

脳神経	感覚系の機能	運動系の機能	自律神経系の機能（副交感神経）
嗅神経（Ⅰ）	●嗅覚	—	—
視神経（Ⅱ）	●視覚	—	—
動眼神経（Ⅲ）	—	●眼球運動（上・下・内転）、上眼瞼の挙上	●瞳孔の収縮、ピントの調節
滑車神経（Ⅳ）	—	●眼球運動（内下方）	—
三叉神経（Ⅴ）	●舌前方2/3、顔面、眼、鼻腔、口腔の感覚	●咀嚼運動	—
外転神経（Ⅵ）	—	●眼球運動（外転）	—
顔面神経（Ⅶ）	●舌前方2/3の味覚	●表情筋の運動	●涙、鼻汁、唾液の分泌
内耳神経（Ⅷ）	●聴覚　●平衡覚	—	—
舌咽神経（Ⅸ）	●舌後方1/3の知覚と味覚 ●咽頭の感覚	●咽頭の運動	●唾液の分泌
迷走神経（Ⅹ）	●咽頭、喉頭から胸腹部の内臓感覚	●咽頭・喉頭の運動	●胸腹部臓器の運動・分泌調節
副神経（Ⅺ）	●首と肩の運動	—	—
舌下神経（Ⅻ）	●舌の運動	—	—

顔面の観察

表情・顔貌の観察

表情筋の動きを観察することで、**顔面神経（Ⅶ）**の異常の有無を評価することができます。

患者さんに、額にしわをよせる、強く閉眼する、歯が見えるように口角を広げて「いー」と言ってもらいます。**額のしわの左右差、目はしっかり閉じるか、鼻唇溝（いわゆるほうれい線）が出現するか、口角が上がるか**を観察します。

顔貌の観察で得られる情報からは、特定の疾患や患者さんの状態を推測することができます。

表情筋の観察

	正常	異常（中枢性障害）	異常（末梢性障害）
額のしわ	両側あり	両側あり	片側のみ
閉眼	両側閉じる	両側閉じる	片側のみ
鼻唇溝	両側あり	片側のみ	片側のみ
口角	両側上がる	片側下がる	片側下がる

顔貌の観察

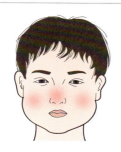

- 顔が丸く（満月様顔貌）、頬や鼻が赤い。多毛
- クッシング症候群や副腎皮質ステロイド薬内服中

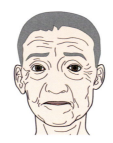

- 表情が乏しく、まばたきは少なく、1点をみつめる（仮面様顔貌）
- パーキンソン病

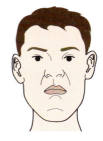

- 眉の上部が膨隆し、鼻が肥大、唇は肥厚し、顎が突出している
- 先端巨大症

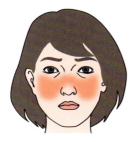

- 鼻から両頬に対称的に広がる隆起性の紅斑（蝶形紅斑）
- 全身性エリテマトーデス（SLE*）

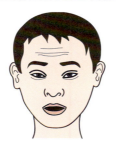

- 顔が平坦で目尻が切れ上がっている
- ダウン症候群

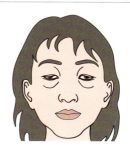

- 顔がむくみ、まぶたは腫れて、表情が乏しい。皮膚は乾燥している
- 甲状腺機能低下症

視野検査

視野検査では、**視神経（Ⅱ）**の異常の有無を評価することができます。

手順

① 患者さんに視野検査の観察の目的や方法を説明して同意を得る。

② 患者さんと**対面して座る**。このとき、看護師の手を患者さんの前に伸ばしたときに、指先が患者さんと**看護師の中間に位置する距離**で座る。

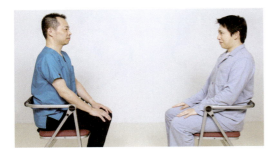

③ 患者さんに**片眼を閉じてもらう**か、片手で眼を覆ってもらう。
根拠 検査は片眼ずつ行うため。

④ 検査中は看護師の**鼻を見つめ眼を動かさない**ようにすること、**首も動かさない**ようにすることを説明する。
根拠 眼や首を動かしてしまうと正確な視野を測定できないため。

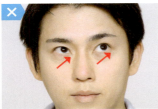
●眼が動いている

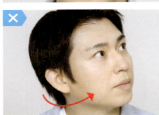
●首が動いている

※実際には片眼を閉じて行う。

⑤ 患者さんと向かって同側の眼を看護師も閉じる。
根拠 この検査は正常な看護師の視野を基準にすすめるため。

⑥ 看護師は指を**視野の外側から内側に**動かし、指が見えたら患者さんに教えてもらう。これを、上と下、右と左、右上と左下、左上と右下方向で観察する。

●観察の例（右上と左下の視野の観察）

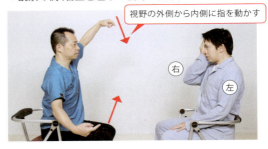
視野の外側から内側に指を動かす

⑦ 反対の眼も同様に検査する。

⑧ 結果を記録する。

視野検査のアセスメント

視野欠損は障害部位によって特徴的な障害パターンを示します。

視野欠損の種類と障害部位

（黒が欠損範囲）

周辺視野欠損		●障害部位：網膜周辺部、視神経 ●視野の周辺部分が欠損する
片側全盲		●障害部位：視神経 ●片側がまったく見えない
同名半盲 （片側性視野欠損）		●障害部位：視索、視放線、視覚皮質 ●両眼の同じ側の視野が欠損する ●脳梗塞や脳腫瘍、外傷など
異名半盲 （両耳側半盲）		●障害部位：視交叉 ●両眼の外側（耳側）の視野が欠損する ●下垂体腺腫など
四分盲 （4分の1の視野欠損）		●障害部位：視放線、視覚皮質 ●視野の4分の1が欠損する ●脳梗塞や脳腫瘍など

瞳孔の観察、対光反射の観察

瞳孔の解剖と観察

瞳孔は**虹彩の間にある小さな孔**のことをいい、眼に光が入る入り口になっています。瞳孔の大きさは瞳孔括約筋と瞳孔散大筋のはたらきによって調節され、**暗い場所では大きく、明るい場所では小さく**なります。

瞳孔の観察、対光反射の観察では、**動眼神経（Ⅲ）**と**滑車神経（Ⅳ）**の異常の有無を評価することができます。

正面から見た眼の外観

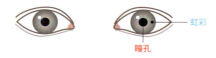

眼の解剖

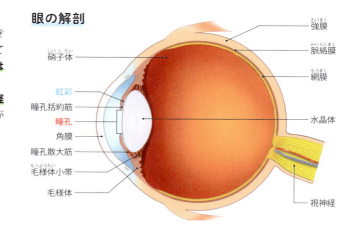

対光反射の観察

対光反射の観察は、瞳孔に光が当たったときの反応を観察して、**神経系の異常**を発見するための検査です。光が眼に当たると下図のようなプロセスで対光反射が生じます。

光を当てた側の瞳孔が収縮する反射を**直接対光反射**、光を当てていない側の瞳孔が収縮する反射を**間接対光反射**といいます。通常、光を当てた側も当てていない側も瞳孔は**同時に収縮**します。これは、片側から入力された光刺激の情報が、視交叉によって左右両方に伝わることで生じます。

対光反射のプロセス

①光 → ②視神経 → ③視索 → ④視蓋前野 → ⑤中脳のエディンガー・ウェストファール核 → ⑥動眼神経（副交感神経系） → ⑦毛様体神経節 → ⑧眼球 → ⑨虹彩の瞳孔括約筋 → ⑩瞳孔収縮

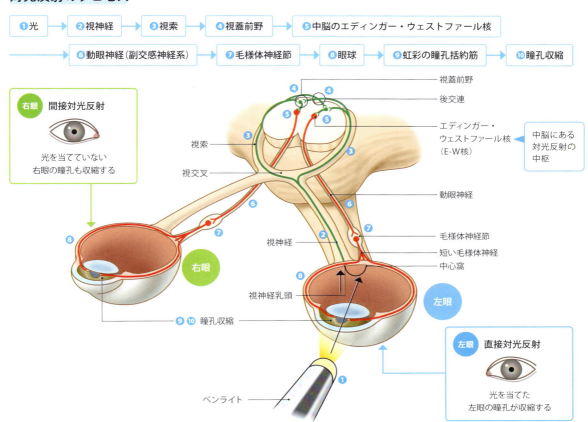

瞳孔の観察(瞳孔径の計測)、対光反射の観察のしかた

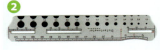

必要物品
1. ペンライト
2. 瞳孔計
3. アルコール手指消毒薬

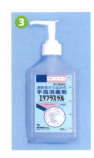

手順

1 患者さんに瞳孔・対光反射を観察する目的や方法などを説明し、同意を得る。アルコール手指消毒薬で手指消毒を行う。

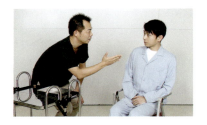

2 眼球の位置を確認する。瞳孔(虹彩)が**左右同じ位置にあるか、片方に偏っていたりしないか**観察する。

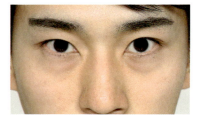

3 瞳孔計を用いて左右の瞳孔の大きさを測定する。測定を行う際には、明るすぎず暗すぎない部屋で、**両眼の光の当たりかたに差が出ないように**行う。

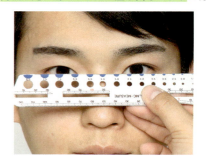

4 ペンライトを点灯し、十分な光量があるかを確認する。

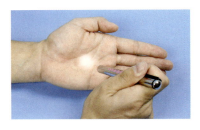

5 患者さんに**まっすぐ遠方を見てもらい**、少しまぶしくなることを伝える。

6 ペンライトの光を眼の**外側から瞳孔の正面にゆっくりと移動させる**。このとき、光を当てたほうの瞳孔の大きさに変化があるかを観察する(**直接対光反射**)。

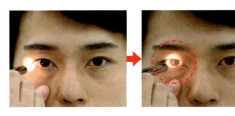

7 もう1度、ペンライトの光を眼の**外側から瞳孔の正面にゆっくりと移動させる**。このとき、光を当てたほうと反対側の瞳孔の大きさに変化があるかを観察する(**間接対光反射**)。

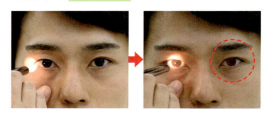

8 反対側の眼で手順⑤〜⑦を行う。

9 患者さんの寝衣や体位、寝具を整える。

10 結果を記録する。

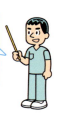

開眼している時間が長いと患者さんが苦痛なので、ときどき瞬きをしてもらいましょう

直接対光反射と間接対光反射

直接対光反射
光を当てた眼の瞳孔が収縮する
［直接対光反射（＋）］

間接対光反射
光を当てていない側の眼の瞳孔も収縮する
［間接対光反射（＋）］

瞳孔のアセスメント

　直接対光反射や間接対光反射が左右とも消失している場合は、**脳幹部に重大な障害**が生じている可能性があります。また、対光反射に明らかな左右差がある場合には**動眼神経**に何らかの問題がある可能性があります。

　瞳孔の大きさが異なる場合には頭蓋内圧亢進による**脳ヘルニア**が疑われ、緊急の処置が必要です。瞳孔が散大し対光反射も消失している場合には、**脳幹の機能が失われている**ことを意味します。

瞳孔の大きさの正常と異常

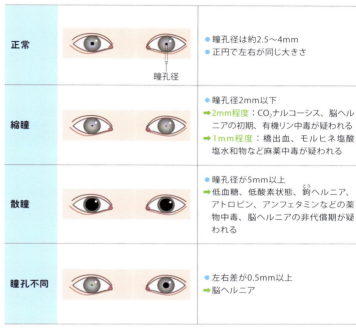

正常		● 瞳孔径は約2.5〜4mm ● 正円で左右が同じ大きさ
縮瞳		● 瞳孔径2mm以下 → 2mm程度：CO_2ナルコーシス、脳ヘルニアの初期、有機リン中毒が疑われる → 1mm程度：橋出血、モルヒネ塩酸塩水和物など麻薬中毒が疑われる
散瞳		● 瞳孔径が5mm以上 → 低血糖、低酸素状態、鉤ヘルニア、アトロピン、アンフェタミンなどの薬物中毒、脳ヘルニアの非代償期が疑われる
瞳孔不同		● 左右差が0.5mm以上 → 脳ヘルニア

※脳ヘルニアの初期には、縮瞳、散瞳ともにみられる。
冷水育 著, 阿部幸恵 編著：意識障害. プチナースBOOKS 症状別 病態生理とフィジカルアセスメント, 照林社, 東京, 2015：151. より引用、一部改変

眼球の位置と脳の障害部位

共同偏視	内下方への偏位	正中位で固定	健側への共同偏視
● 被殻出血 ● 瞳孔の大きさは正常 ● 視野障害	● 視床出血 ● 縮瞳がみられる ● 対光反射は減弱または消失	● 橋出血 ● 著しい縮瞳がみられる ● 対光反射あり	● 小脳出血 ● 縮瞳 ● 対光反射あり

冷水育 著, 阿部幸恵 編著：意識障害. プチナースBOOKS 症状別 病態生理とフィジカルアセスメント, 照林社, 東京, 2015：150. より引用

POINT　異常時の観察・ケアのポイント

　瞳孔径や対光反射の異常は脳・神経系の機能障害が原因で起こります。異常が出現したらすぐに生命維持に問題がないか、**意識レベルや血圧などのバイタルサイン測定**を行います。

耳の観察

音の聞こえかたと聴力の検査

音は空気の振動が外耳→中耳→内耳→中枢の順に伝わることによって聞くことができます。難聴は、この経路が障害されることで起こります。障害される部位により、**伝音性難聴**と**感音性難聴**に分けられます。

耳の観察では、**内耳神経（Ⅷ）**にかかわる聴力の検査を行います。
ウィスパーテストは、患者さんの聴力を簡易的に検査します。患者さんの斜め後ろ約50cmからささやき声で看護師が話しかけます。左右それぞれ検査して、話しかけた内容が正しく復唱できれば正常です。
ウェーバーテストでは、左右の聴力に差がないかを検査します。
リンネテストは、骨を介した聴力と空気を介した聴力を比較することで、伝音性難聴と感音性難聴を判別するのに役立つ検査です。

難聴の種類

伝音性難聴	感音性難聴
● 外耳から中耳の障害	● 内耳から中枢の障害
● 耳垢、中耳炎、鼓膜穿孔など	● 突発性難聴、騒音性難聴など
● 自分の声が大きく聞こえるので小声で話す	● 自分の声がわからなくなるため大声で話す

ウェーバーテスト、リンネテスト

必要物品
1. 音叉
2. アルコール手指消毒薬

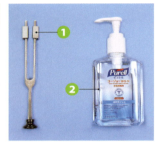

手順

1. 患者さんにテストの目的や方法を説明して同意を得る。アルコール手指消毒薬で手指消毒を行う。
2. 患者さんを座位とし、テストを実施する。

ウェーバーテスト

● 音叉の先端を手掌の付け根（○）あたりに打ちつけて振動させる。

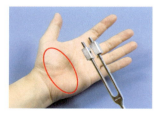

● 音叉の基部を**頭頂部**に当て、**左右の聞こえかた**を確認する。

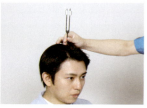

リンネテスト

● 音叉の先端を手掌の付け根あたりに打ちつけて振動させる。

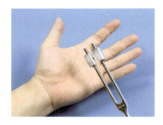

● 音叉の基部を**乳様突起**に当て、音が聞こえなくなったら合図するように伝える。
根拠 骨を介した**聴力**を確認している。

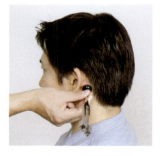

● 音が聞こえなくなったら、**乳様突起から音叉を離して耳元に近づけ**、音が聞こえるかを確認する。
根拠 **空気を介した聴力**を確認している。

左右の耳で検査を行う

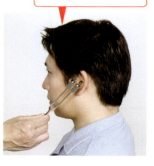

3. 結果を記録する。

ウェーバーテスト・リンネテストのアセスメント

ウェーバーテスト

正常	異常
● 左右の聞こえかたが同じ	左右の聞こえかたに差がある

〈感音性難聴〉	〈伝音性難聴〉
● 健側が大きく聞こえる	● 患側が大きく聞こえる

リンネテスト

正常 （リンネテスト陽性）	異常 （リンネテスト陰性）
● 音叉を骨から離したときに音が聞こえる	● 音叉を骨から離したときに音が聞こえない ● 伝音性難聴

口の観察

口の観察では、**舌咽神経（Ⅸ）** や **迷走神経（Ⅹ）** にかかわる軟口蓋と口蓋垂、咽頭の動きを観察します。

軟口蓋、口蓋垂、咽頭の観察

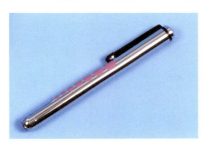

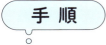

必要物品　●ペンライト

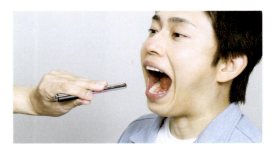

手順

1. 患者さんに軟口蓋、口蓋垂、咽頭の観察の目的や方法を説明して同意を得る。
2. 患者さんに開口してもらい、ペンライトで軟口蓋、口蓋垂、咽頭部を照らす。
3. 患者さんに**「あー」と発声**してもらい、軟口蓋、口蓋垂、咽頭部を観察する。
4. 結果を記録する。

軟口蓋・口蓋垂・咽頭のアセスメント

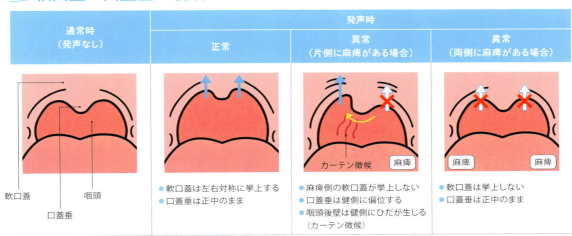

通常時（発声なし）	発声時 正常	異常（片側に麻痺がある場合）	異常（両側に麻痺がある場合）
軟口蓋／咽頭／口蓋垂	● 軟口蓋は左右対称に挙上する ● 口蓋垂は正中のまま	● 麻痺側の軟口蓋が挙上しない ● 口蓋垂は健側に偏位する ● 咽頭後壁は健側にひだが生じる（カーテン徴候）	● 軟口蓋は挙上しない ● 口蓋垂は正中のまま

129

頸部の観察

甲状腺・副甲状腺の解剖

甲状腺は、頸部の気管前面を取り囲むように張り付いています。大きさは上下3～4cmで蝶のような形で、甲状腺の後面には**副甲状腺**が存在しています。

甲状腺からは甲状腺ホルモン（T_4^*：サイロキシン、T_3^*：トリヨードサイロニン、rT_3^*：リバーストリヨードサイロニン）、副甲状腺からは副甲状腺ホルモン（PTH^*）が分泌され、血漿タンパク質と結合して全身をめぐり、さまざまな作用を引き起こします。

甲状腺ホルモンの調節のしくみ

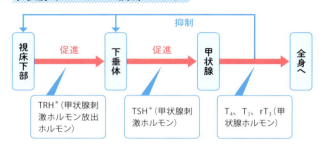

甲状腺ホルモン・副甲状腺ホルモン

甲状腺ホルモンは**右表**のような役割があり、分泌は**上図**の通り、**視床下部**、**下垂体**、**甲状腺**が相互に関連しながら調整されています。

副甲状腺ホルモンは、血漿中のカルシウム濃度が低下すると破骨細胞の活性を上昇させ、腎臓ではカルシウムの再吸収を増加させることで、**血漿中のカルシウム濃度**を上昇させます。

甲状腺ホルモンの役割

代謝の調節	●全身の多くの臓器や組織の代謝を亢進させて、熱産生量を増加させます
成長と発達	●甲状腺ホルモンは子どもの成長や脳の発達に不可欠です
糖やコレステロールの代謝	●腸管での糖の吸収を促進し、組織へのコレステロールの供給が促進します
神経系への作用	●末梢神経に作用して、膝蓋腱反射やアキレス腱反射を亢進させます
循環機能への影響	●代謝が亢進することによって、心拍数の増加や心拍出量が増加します

甲状腺の観察

甲状腺の観察では、頸部や甲状腺の視診と触診を行います。

必要物品
● アルコール手指消毒薬

手 順

① 患者さんに甲状腺の観察の目的や方法を説明して同意を得る。アルコール手指消毒薬で手指消毒を行う。

② 患者さんは座位とし、**頸部を軽く後屈**してもらう。

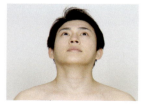

③ 患者さんの頸部を**正面**や**真横**から観察する。男性では頸部中央下部、女性は頸部中央に、腫大がないか観察する。

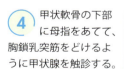

④ 甲状軟骨の下部に母指をあてて、胸鎖乳突筋をどけるように甲状腺を触診する。

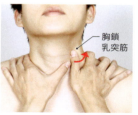
胸鎖乳突筋

⑤ 結果を記録する。

甲状腺の観察のアセスメント

正常	異常
●視診：腫大はない ●触診：腫大や圧痛はない	●視診：腫大がある ●触診：腫大や圧痛、結節がある

正常な甲状腺は上下3～4cmの大きさ

乳房・腋窩のフィジカルアセスメント

基礎知識

解剖生理

乳房は**乳腺**と**脂肪**からなり、それらが**クーパー靱帯**によって支えられています。乳房の中心には**乳頭**が突出し、**乳輪**が周囲を取り囲んでいます。乳汁は小葉で産生され、**乳管**を通じて乳頭から分泌されます。

乳がんは**リンパ節転移を起こしやすい**という特徴があります。そのため、乳房のフィジカルアセスメントでは**腋窩リンパ節**も必ず触診します。

リンパ管は、毛細血管から間質に漏れ出た**間質液が血管に戻るための通り道**の管です。リンパ管の途中には**リンパ節**があり、リンパ管を流れるリンパ液を濾過して異物や病原体の侵入を阻止するフィルターのはたらきをしています。リンパ管やリンパ節は全身に存在し、体内の免疫防御に重要な役割を果たしています。乳房周囲のリンパ節には、**下図**のものがあります。

乳房の解剖図

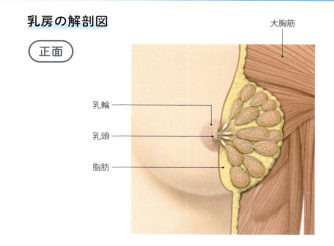

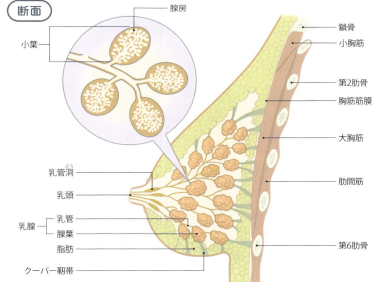

乳房周囲のリンパ節

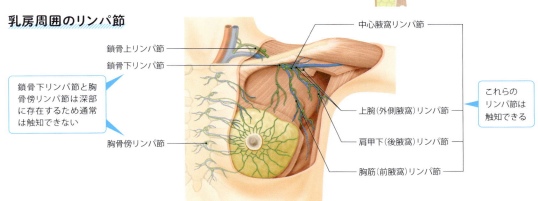

観察ポイント

問診

乳房・腋窩のフィジカルアセスメントでは、乳房に関連する疾患で生じやすい症状に注目して問診を行います。

乳房・腋窩の問診で注目すべき症状

症状	説明	患者さんの訴えの例
腫瘤	● 通常乳房や腋窩に腫瘤はありません ● 腫瘤は線維腺腫や乳腺炎、乳がんなどの可能性があります	● しこりがある ● 腫れている
乳頭からの分泌物	● 授乳期以外に乳頭部からの分泌物が生じる場合、なんらかの異常が考えられます	● 血が出る ● 茶色の液体が出る
疼痛・圧痛	● 月経周期や妊娠以外で乳房の痛みが生じる場合、乳腺炎などが考えられます	● 痛い ● 押すと痛い
皮膚の異常	● ざらざらしたオレンジの皮のような変化がある場合、炎症性乳がんなどが考えられます	● 色が変 ● ざらざらしている

乳房の視診、乳房と腋窩の触診

乳房は5つの領域に分けて観察をすすめます。

乳房の領域（右胸の例）

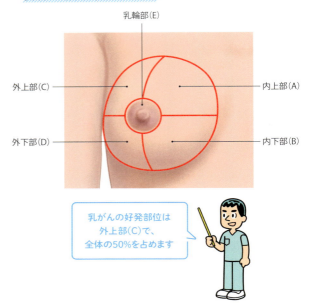

乳がんの好発部位は外上部(C)で、全体の50%を占めます

必要物品

❶ アルコール手指消毒薬　❷ バスタオル　❸ 手袋

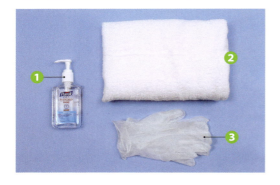

手順

① 患者さんに乳房の視診・乳房と腋窩の触診の観察の目的や方法を説明して同意を得る。

② 患者さんは**座位**とし、衣服や下着を脱いで、上半身を露出してもらう。アルコール手指消毒薬で手指消毒を行う。

③ 両手を下げた状態で**左右の乳房の大きさ、乳頭の形、乳頭の高さ、ひきつれ**など、乳房の形状の**左右対称性**を観察する。

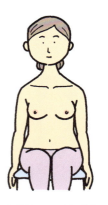

④ 手を腰にあてて胸を張った状態、両手を挙上した状態で、同様に観察する。

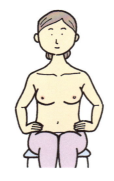
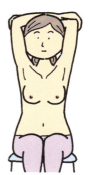

乳房の大きい女性の場合
腕を前方に伸ばし前傾姿勢をとって乳房を観察する。

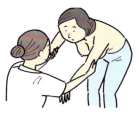

⑤ 患者さんの横に立ち、利き手でないほうの手で患者さんの上腕を支え、上腕の力を抜いてもらう。
根拠 筋緊張があるとリンパ節の腫脹がある場合に触れにくくなってしまうため。

⑥ 利き手の**第2〜4指の指腹**で、以下の順でリンパ節を触診する。

中心腋窩リンパ節
↓
後腋窩リンパ節
↓
前腋窩リンパ節
↓
外側腋窩リンパ節

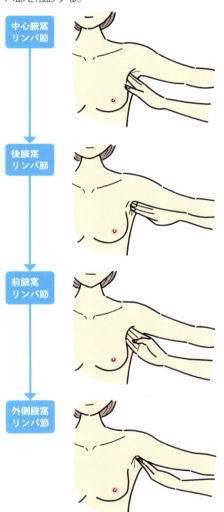

⑦ 反対側のリンパ節も触診を行う。

⑧ 患者さんに仰臥位になってもらい、腕を挙上する。肩甲骨の下に畳んだバスタオルを入れる。
根拠 タオルを入れることで乳房が広がり、平らになって触診しやすくなるため。

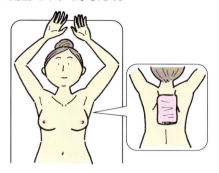

⑨ アルコール手指消毒薬で手指消毒を行い、手袋を着用する。

⑩ 利き手でない手で乳房を平らに伸展するようにし、利き手の**第2〜4指の指腹**で乳房を軽く圧迫するように触診する。
根拠 伸展することで乳房が平らになり触診しやすくなるため。

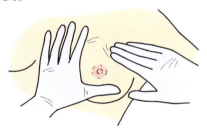

⑪ 上外側領域は、とくに入念に触診する。
根拠 上外側領域は乳がんの好発部位であるため。

⑫ 乳頭を軽くつまみ、**圧痛**や**分泌物**の有無を観察する。

⑬ 患者さんの寝衣や体位を整える。

⑭ 結果を記録する。

乳房の視診、乳房と腋窩の触診のアセスメント

　通常、乳房には皮膚のひきつれやえくぼのような陥没はみられません。また、乳房には腫瘤や圧痛はなく、リンパ節も触れることはありません。
　乳房の皮膚のひきつれ、えくぼのような陥没、乳頭の発赤や陥没、血性の分泌物、リンパ節の腫脹や圧痛などがある場合は、**腫瘍**や**炎症性疾患**などの可能性があります。

フィジカルアセスメントの報告と記録

P.64〜67のバイタルサインの報告のしかた、記録の書きかたに準じます。

フィジカルアセスメントの報告のポイント

報告するタイミング

1
フィジカルアセスメントの実施後、患者さんの状態が変化(悪化)していると判断した場合

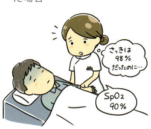

2
フィジカルアセスメントの実施後、アセスメントに自信がない場合や十分にできない場合

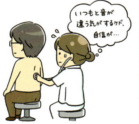

3
患者さんの状態が落ち着いている場合には、まとめて報告する

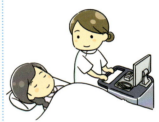

報告する内容

1
フィジカルイグザミネーションの結果などの事実

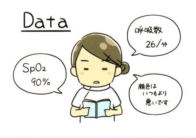

2
「フィジカルイグザミネーションの結果などの事実」をアセスメントした結果

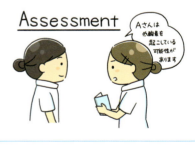

報告の実際

1. あなたが誰なのかと、患者さんの名前、部屋番号を伝える
2. なにを報告するのかを伝える
3. 最も優先順位の高い情報(異常な情報)から伝える
4. 3で伝えた内容をどのようにアセスメントしたのか、どのように実践(ケア)につなげたのかを伝える
5. すべての報告が終わったら「以上です」と締めくくる

> フィジカルイグザミネーションの結果だけでなく、アセスメントの内容も報告することが重要です

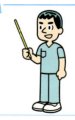

事例でわかるフィジカルアセスメントの報告のしかた

測定値が異常な場合の例

報告のしかた	ポイント
看護学生のあらがきです。707号室のなかむらみつひろさんについて報告します。	● 患者間違えを防ぐために患者さんの名前はフルネームで、さらに間違え防止のために病室番号も伝える。次に、伝えたい内容が報告なのか、連絡なのか、相談なのかを明確にする。
先ほど15時45分にベッドサイドにうかがったところ、「毎日午前中に便が出るが今日はまだなので困った」とおっしゃっていました。	● いつの情報なのかを伝える。午前・午後もわかるように伝える。
問診したところ、自発的な腹痛や、腹部膨満感はないとのことでした。 事前の電子カルテからの情報収集によると、昨日までは毎日普通便が出ていました。	● ただ「患者さんが困っている」というだけでなく、患者さんに侵襲性のない問診や電子カルテから、さらに情報収集を行う。
以上のことから、排便が遅れている可能性が考えられますが、さらに情報収集が必要であると考えました。 なかむらさんに腹部の聴診で腸蠕動音を、さらに、腹部の触診と打診で圧痛の有無やガスの貯留についてフィジカルアセスメントを実施したいと考えていますが、よろしいでしょうか。	● 侵襲性のあるフィジカルアセスメントの実施が必要な場合、その理由と内容を指導者に伝えて許可を得る。
＜フィジカルアセスメントの実施＞	
看護学生のあらがきです。707号室のなかむらみつひろさんについて報告します。	
腹部を聴診したところ、腸蠕動音が聴取されました。 腹部の触診では、圧痛はなく、便塊のような固いものに触れることもありませんでした。 腹部の打診では、腹部全体に鼓音が聞かれました。 患者さんは、なんだか便が出そうだからトイレに行ってくるよと、今トイレに入っています。	● まずは得られた情報を簡潔に伝える。
以上のことから、便秘の徴候はないと判断します。 患者さんがトイレから戻られたら、排便の有無を確認して報告します。	● 得られた情報だけでなく、アセスメント結果についても伝える。また、次にどう行動するかも伝える。
報告は以上です。	● 報告が終わりであることをきちんと伝える。

フィジカルアセスメントの記録

フィジカルアセスメントの記録のポイント

P.67「バイタルサインの記録のポイント」と同様に、あなたの収集した情報がほかの人に正確に、過不足なく伝わる記録を書くことが重要です。測定値や観察の内容とアセスメントも記録します。専門用語を使用し、測定値には単位まできちんと記入します。書いた内容は読み返して、誤字脱字がないようにします。

P.67の記録例も参考にしましょう

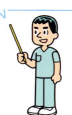

〈 Part3 略語一覧〉
＊【MMT】manual muscle testing：徒手筋力検査
＊【PaO₂】partial pressure of oxygen：動脈血酸素分圧
＊【PTH】parathyroid hormone：副甲状腺ホルモン
＊【ROM】range of motion：関節可動域
＊【rT₃】reverse triiodothyronin：リバーストリヨードサイロニン

＊【SLE】systemic lupus erythematosus：全身性エリテマトーデス
＊【T₃】triiodothyronin：トリヨードサイロニン
＊【T₄】thyroxine：サイロキシン
＊【TRH】thyrotropin-releasing hormone：甲状腺刺激ホルモン放出ホルモン
＊【TSH】thyroid stimulating hormone：甲状腺刺激ホルモン

〈 Part3 参考文献〉

■呼吸器系のフィジカルアセスメント
1. 坂井建雄 著者代表：系統看護学講座 専門基礎分野 人体の構造と機能 [1] 解剖生理学 第11版．医学書院，東京，2022：97-105，108-112，116-124，129-131.
2. 赤柴恒人：呼吸のしくみとその管理 カラー版（エキスパートナースMOOK 33）．照林社，東京，1999：14-18.
3. 長尾大志：【変化を見抜く！ 必 聴診テクニック その聴診，本当に"聴けて"いる?】Part1 呼吸の正しい聴き方は"たった4つ"．エキスパートナース 2014；30（11）：13-20.

■循環器系のフィジカルアセスメント
1. 坂井建雄 著者代表：系統看護学講座 専門基礎分野 人体の構造と機能 [1] 解剖生理学 第11版．医学書院，東京，2022：150-155，157-161，203，206-208.
2. 茂野香おる 著者代表：系統看護学講座 専門分野 基礎看護学 [2] 基礎看護技術 I 第19版．医学書院，東京，2023：200-205.
3. 横山美樹：はじめてのフィジカルアセスメント．メヂカルフレンド社，東京，2009：87-108.
4. 渡辺皓：図解ワンポイント 解剖学 第2版．サイオ出版，東京，2022：68-83.

■消化器系のフィジカルアセスメント
1. 阿部幸恵：プチナースBOOKS 症状別 病態生理とフィジカルアセスメント．照林社，東京，2015：85-112.
2. 坂井建雄 著者代表：系統看護学講座 専門基礎分野 人体の構造と機能 [1] 解剖生理学 第11版．医学書院，東京，2022：76-80.
3. 茂野香おる 著者代表：系統看護学講座 専門分野 基礎看護学 [2] 基礎看護技術 I 第19版．医学書院，東京，2023：212-219.

■筋・骨格系のフィジカルアセスメント
1. 阿部幸恵：プチナースBOOKS 症状別 病態生理とフィジカルアセスメント．照林社，東京，2015：153-163.
2. 山内豊明：フィジカルアセスメントガイドブック―目と手と耳でここまでわかる 第2版．医学書院，東京，2011：170-185.
3. 茂野香おる 著者代表：系統看護学講座 専門分野 基礎看護学 [2] 基礎看護技術 I 第19版．医学書院，東京，2023：221-227.
4. 渡辺皓：図解ワンポイント 解剖学 第2版．サイオ出版，東京，2022：23-65.

■神経系のフィジカルアセスメント
1. 阿部幸恵：プチナースBOOKS 症状別 病態生理とフィジカルアセスメント．照林社，東京，2015：164.
2. 山内豊明：フィジカルアセスメントガイドブック―目と手と耳でここまでわかる 第2版．医学書院，東京，2011：186-191.
3. 渡辺皓：図解ワンポイント 解剖学 第2版．サイオ出版，東京，2022：164-189.
4. 医療情報科学研究所 編：病気がみえる vol.7 脳・神経．メディックメディア，東京，2017：253.
5. 坂井建雄 著者代表：系統看護学講座 専門基礎分野 人体の構造と機能 [1] 解剖生理学 第11版．医学書院，東京，2022：384-386.
6. 茂野香おる 著者代表：系統看護学講座 専門分野 基礎看護技術 I 第19版．医学書院，東京，2023：236.

■頭頸部と感覚器のフィジカルアセスメント
1. 阿部幸恵：プチナースBOOKS 症状別 病態生理とフィジカルアセスメント．照林社，東京，2015：151.
2. 茂野香おる 著者代表：系統看護学講座 専門分野 基礎看護技術 I 第19版．医学書院，東京，2023：240-252.

■乳房・腋窩のフィジカルアセスメント
1. 渡辺皓：図解ワンポイント 解剖学 第2版．サイオ出版，東京，2022：210.
2. 茂野香おる 著者代表：系統看護学講座 専門分野 基礎看護技術 I 第19版．医学書院，東京，2023：208-212.
3. 横山美樹：はじめてのフィジカルアセスメント．メヂカルフレンド社，東京，2009：169-172.

■用語等
1. 和田攻, 他 編：看護大事典 第2版．医学書院，東京，2010：503，1079，1521，1853，2709.
2. 井部俊子, 箕輪良行 監修：図解 看護・医学事典 第8版．医学書院，東京，2017：112，164，175，214，220-221，270，324，427，529-530，608，663，688，814，856，949.

4 状態 疾患 経過別 必要なフィジカルアセスメントと根拠

CONTENTS

- 138 心不全
- 141 高血圧
- 143 不整脈
- 146 慢性閉塞性肺疾患
- 148 肺炎
- 150 気管支喘息
- 152 甲状腺機能亢進症／甲状腺機能低下症
- 154 糖尿病
- 156 腎不全
- 158 尿路結石
- 159 尿路感染症
- 161 脳出血／脳梗塞
- 164 認知症
- 166 腸閉塞／イレウス
- 168 肝機能障害
- 170 大腿骨頸部骨折／大腿骨転子部骨折
- 172 ファロー四徴症
- 174 がん薬物療法／がん放射線療法
- 176 膀胱留置カテーテル留置中の患者さん
- 178 周術期（術後）
- 180 長期臥床の患者さん

本項は、各疾患の情報収集のためのフィジカルアセスメントを重視した内容となっています。各疾患ごとにフィジカルアセスメントで得られる以外に必要な情報もありますので、他のテキストで確認しながら情報収集をすすめてください。

Link は観察ポイントの具体的な観察方法やアセスメントが掲載されているページを示しています。

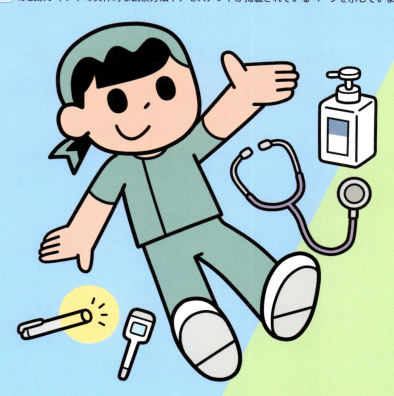

心不全（急性心不全・慢性心不全）

基礎知識

概要

　心臓は全身に血液を送るためのポンプです。このポンプ機能が低下して臓器や全身のすみずみに**十分な量の血液を送り出せなくなった状態**を心不全といいます。

　ポンプ機能が数時間から数日で急激に悪化した状態を**急性心不全**または**慢性心不全の急性増悪**、数か月から数年単位でゆっくり悪化した状態を**慢性心不全**といいます。

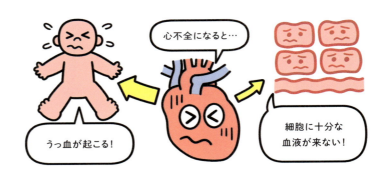

原因

　心臓のポンプ機能を低下させる、**心筋梗塞**、**心筋症**、**弁膜症**、**不整脈**、**高血圧**などが原因となります。

症状

　うっ血とは、血液が停滞（**うっ滞**）した状態をいいます。心不全では、このうっ血が原因でさまざまな症状が生じます。

　心不全の症状は、**右心不全**と**左心不全**に分けることができます。

右心不全・左心不全の症状

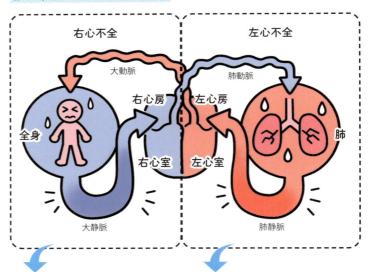

右心不全の症状（体うっ血）		左心不全の症状（肺うっ血）	
症状	原因	症状	原因
●心拍数増加　●脈拍数増加　●動悸	心拍出量を維持するために心拍数が増加する	●血圧低下　●意識レベルの低下	全身に血液を送り出す左心室のポンプ機能の低下により生じる
●頸静脈怒張	頭部から心臓に戻る血液のうっ血により生じる	●全身倦怠感　●易疲労　●食欲低下　●四肢冷感　●尿量減少	主要臓器に十分な血液が送られずに生じる
●肝腫大	肝臓から心臓に戻る血液のうっ血により生じる	●心拍数増加　●脈拍数増加　●動悸	心拍出量を維持するために心拍数が増加する
●浮腫　●腹水　●体重増加	全身から心臓に戻る血液のうっ血により生じる	●呼吸困難　●頻呼吸　●チアノーゼの出現　●SpO_2の低下　●粗い断続性副雑音	肺から心臓に戻る血液のうっ血により生じる

観察ポイント

心原性ショック、意識消失

☑ **観察ポイント**　■バイタルサイン　■意識レベル　■尿量

心不全が急激に進行すると心機能が低下して血圧を維持することができなくなり、血圧低下や意識レベルの低下、尿量減少が起こります。こまめにバイタルサインや意識レベルを観察しましょう。

呼吸困難

☑ **観察ポイント**　■呼吸数　■SpO₂　■呼吸音　■呼吸困難　■チアノーゼ　■睡眠状態

左心不全では肺うっ血によって呼吸困難が生じます。軽度では労作時に労作性呼吸困難が生じますが、重症になると安静時にも呼吸困難が出現し、ADLに重大な影響を及ぼします。

呼吸数や呼吸音、SpO₂はもちろん、呼吸困難やチアノーゼの有無など呼吸に関連する症状の有無を観察します。呼吸音の聴診では、肺うっ血で特徴的な「粗い断続性副雑音」に注目します。

心不全の患者さんが臥床していると、静脈還流が増加して肺うっ血がさらに増強するために、呼吸困難が強くなります。そのため睡眠時は呼吸困難（発作性夜間呼吸困難）が起こりやすく、睡眠を妨げる要因になります。発作性夜間呼吸困難が出現した場合には、座位をとると呼吸困難が軽減しやすくなります（起座呼吸、下図参照）。

労作性呼吸困難

心不全による呼吸困難と体位

座位の場合（起座呼吸）	臥床している場合
●座位では重力の影響で下半身に血液が溜まり、静脈還流（心臓に戻ってくる血液の量）が減少して肺うっ血が軽減し呼吸困難が軽減する ●上半身を起こすと重力の影響で横隔膜が下がり、呼吸がしやすくなる	●重力の影響がなくなり、静脈還流が増加して肺うっ血が増強し呼吸困難も強くなる

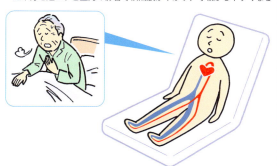
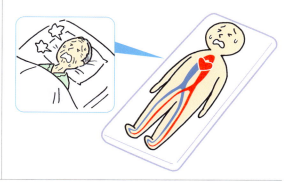

Link　バイタルサイン（血圧P.36、脈拍P.24、呼吸P.30）　意識レベルP.51　SpO₂ P.79　呼吸音P.74　呼吸困難P.31　チアノーゼP.31

運動耐容能の低下

☑ 観察ポイント　■倦怠感　■疲労感　■心不全の症状のADLへの影響

運動耐容能とは、その人が耐えられる運動の限界のことです。心不全では心拍出量低下により全身に必要な血液が十分に供給されず、じっとしていても倦怠感が生じ、普段は何ともない体動でもすぐに疲れてしまいます。心不全による呼吸困難や倦怠感、疲労感が重なると、運動耐容能の低下が起こります。

運動耐容能の低下はADLの低下につながるため、入院前の生活と比較してADLへの影響、たとえば、ADLの自立度やADLにかかる時間などに変化があるかを観察します。

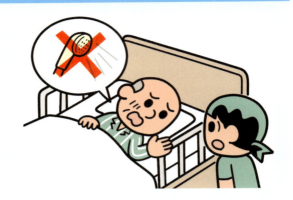

体内への水分貯留

☑ 観察ポイント　■浮腫　■水分出納　■体重　■腹水　■腹部膨満感

全身から心臓に戻ってくる血液がうっ血することで体内に水分が過剰に貯留します。浮腫は体内の水分貯留を知るよい指標となります。浮腫は四肢末梢に出現しやすいので、四肢での浮腫の有無や程度を観察します。

さらに、水分摂取などで体に入った水分の量と、尿などで体の外に出た水分量を比較します（水分出納の確認）。過剰に体内に水分が貯留すると、浮腫のほかに腹水や腹部膨満感が生じます。

水分出納と浮腫

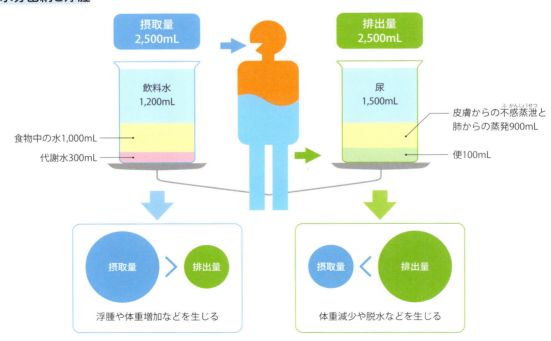

Link　浮腫P.87

高血圧

基礎知識

概要

高血圧とは、血圧が基準値よりも**高値**の状態です。

高血圧は、脳梗塞や脳出血などの**脳血管疾患**や、狭心症、心筋梗塞、心不全、大動脈解離などの**循環器疾患**の発症リスクを高めることが明らかになっており、早期に改善する必要があります。

高血圧の基準値

- 病院・診療所と家庭での基準値は異なる
- 診療室血圧の詳細な基準値は**P.49参照**

病院・施設	家庭
収縮期血圧 140mmHg 以上 かつ／または 拡張期血圧 90mmHg 以上	収縮期血圧 135mmHg 以上 かつ／または 拡張期血圧 85mmHg 以上

原因

高血圧は原因疾患の有無によって、**本態性高血圧**と**二次性高血圧**に分類されます。
本態性高血圧は、原因が明らかでない高血圧のことをいいます。
二次性高血圧は、なんらかの疾患が原因で高血圧が生じています。

高血圧の分類

本態性高血圧	● 高血圧の**約90%** ● 原因が明らかでない高血圧 ● 遺伝や塩分の摂り過ぎなどの生活習慣が関連していると考えられる
二次性高血圧	● 高血圧の約10% ● なんらかの疾患が原因で高血圧が生じている ▼**腎性高血圧**：糖尿病性腎症など、腎実質の障害や腎動脈の狭窄等で腎血流量が低下し、レニン産生量が増加することで生じる ▼**内分泌性高血圧**：ホルモンの過剰な分泌によって生じる ▼**血管性高血圧**：高安動脈炎、大動脈狭窄症などによって生じる ▼**薬剤誘発性高血圧**：薬剤の副作用によって生じる

塩分の摂り過ぎで血圧が上昇する機序

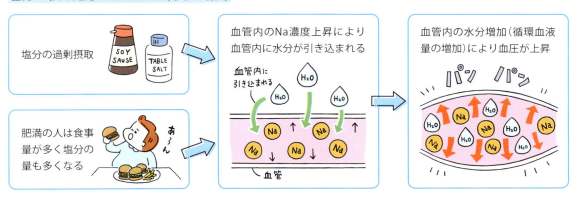

症状

高血圧では自覚症状はほとんどありません。

観察ポイント

継続的な血圧測定

☑ **観察ポイント** 　■血圧

　高血圧は**生活習慣の改善**や**薬物療法**で治療を行います。この介入による血圧変化を**継続的に血圧測定で把握**し、効果をアセスメントします。
　日ごとの変化を正確に把握するためには、**毎日同じ時間**に測定します。また、血圧は1日のなかでもさまざまな要因で変化するので、1日に複数回測定して**日内変動**を把握します。
　退院後も継続して患者さんが血圧測定できるように指導しましょう。

家での血圧測定のポイント

測定のタイミング	測定の環境	測定回数
●起床後1時間以内 　▼排尿後 　▼朝の服薬前 　▼朝食前 ●就寝前	●静かで適当な室温 ●背もたれつきの椅子に足を組まずに座る ●会話をしない ●測定前に喫煙、飲酒、カフェインの摂取をしない ●カフ位置を心臓の高さに合わせる	●原則2回測定し、その平均をとる ●すべての測定値を記録する

日本高血圧学会高血圧治療ガイドライン作成委員会 編:高血圧治療ガイドライン2019,ライフサイエンス出版,東京,2019:16. を参考に作成

生活習慣の改善

☑ **観察ポイント** 　■塩分摂取量　■飲酒量　■喫煙量　■食事摂取量　■運動量　■体重(BMI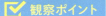)

　本態性高血圧では生活習慣が血圧上昇に関与していると考えられています。とくに、**塩分摂取量**や**飲酒量**、**喫煙量**は、入院前からの情報も含めて観察します。また、**肥満**も高血圧に影響するため、**食事摂取量**や**運動量**、**体重(BMI)** などにも注目しましょう。

生活習慣改善のポイント

減塩	食事	体重
●1日あたり6g未満	●**野菜**や**果物**を積極的に摂取する ●**飽和脂肪酸**や**コレステロール**を控える ●**多価不飽和脂肪酸**を含む魚を摂取する	●**BMI 25未満**を目標とする

運動	節酒	禁煙
●**有酸素運動**を定期的に、できれば**毎日30分以上**行う	●エタノールとして以下の量に制限する 　▼男性20〜30mL/日以下 　▼女性10〜20mL/日以下	●**禁煙**と**受動喫煙の防止**

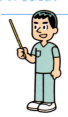

いきなり完璧をめざすのではなく、患者さんのペースに合わせてできるところから生活を改善していきましょう

日本高血圧学会高血圧治療ガイドライン作成委員会 編:高血圧治療ガイドライン2019,ライフサイエンス出版,東京,2019:64-70. を参考に作成

Link　バイタルサイン(血圧P.36)

不整脈

基礎知識

概要・原因

不整脈とは、**洞調律ではない状態**をいいます。心臓には心臓を拍動させる電気刺激の経路があり（**刺激伝導系**）、洞結節から生じた刺激はプルキンエ線維まで伝わり、心房と心室が規則正しく動いています（**洞調律**）。不整脈の原因は、**心臓の刺激生成の異常、興奮伝導の異常**です。

心筋の電気的興奮を波形で示したのが**心電図**です。

刺激伝導系

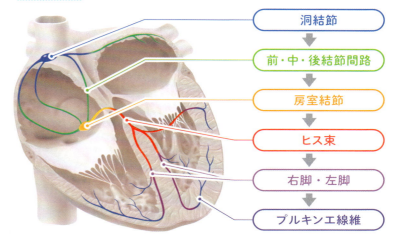

洞結節 → 前・中・後結節間路 → 房室結節 → ヒス束 → 右脚・左脚 → プルキンエ線維

心電図波形

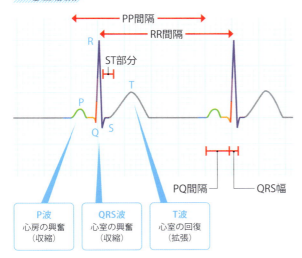

PP間隔／RR間隔／ST部分／PQ間隔／QRS幅

- P波 心房の興奮（収縮）
- QRS波 心室の興奮（収縮）
- T波 心室の回復（拡張）

波形の色は、刺激伝導系の図の色と対応しています

心電図波形は通常25mm/秒（1秒で25コマ分進む）で描出されます

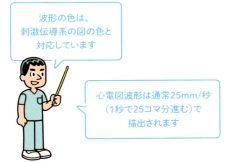

不整脈の分類

分類		不整脈
徐脈性不整脈 心拍数50回/分以下		● 洞不全症候群（SSS*） ● 房室ブロック ● 心停止
頻脈性不整脈 心拍数100回/分以上	上室性不整脈	● 洞性頻脈 ● 心房性期外収縮（APC*） ● 心房細動（AF*） ● 心房粗動（AFL*） ● 心房頻拍 ● 発作性上室性頻拍（PSVT*）
	心室性不整脈	● 心室性期外収縮（VPC*） ● 心室頻拍（VT*） Torsades de Pointes ● 心室細動（VF*）
伝導障害 心拍数は正常		● 脚ブロック（右脚・左脚ブロック） ● 分枝ブロック（左脚前枝・後枝ブロック） ● 2枝ブロック ● 3枝ブロック
不整脈をきたす心電図症候群		● WPW*症候群 ● QT延長症候群 ● Brugada症候群

143

おもな不整脈の心電図

心房細動（AF）

❶P波がない　　❷基線が小刻みに揺れる
❸RR間隔が不規則

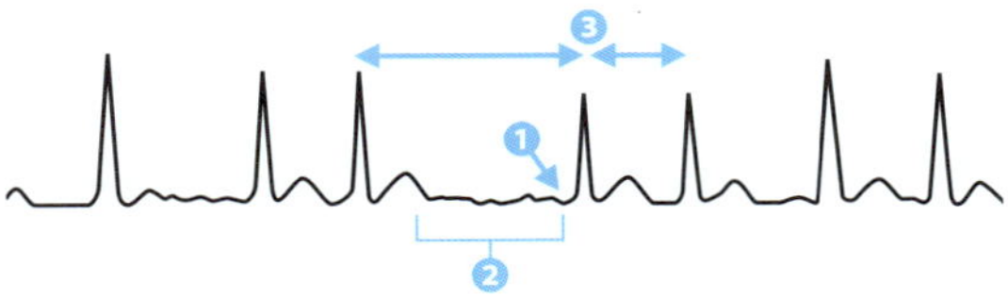

心室頻拍（VT）

❶P波が先行しない、幅の広い大きなQRS波が連続する

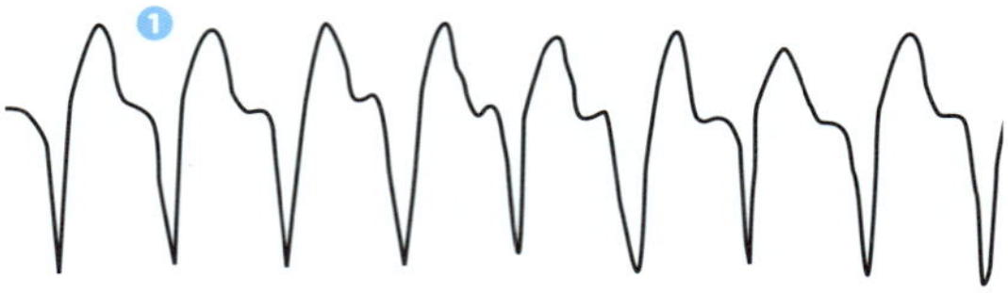

心房性期外収縮（APC）

❶直近のPP間隔より早くP波が出現
❷❶に続くQRS波

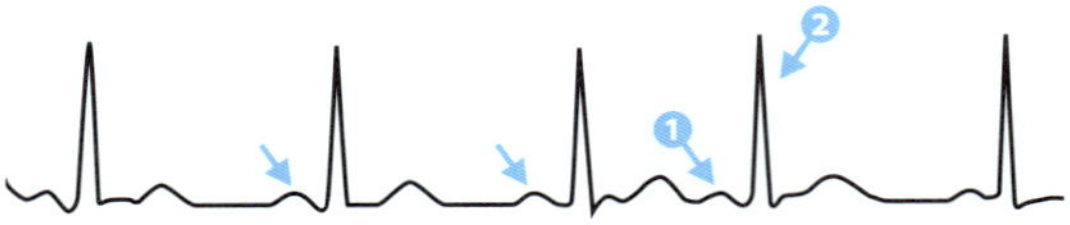

心室細動（VF）

❶規則性のない基線の揺れ

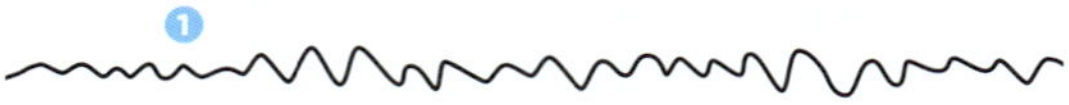

発作性上室性頻拍（PSVT）

❶幅の狭いQRS波
❷RR間隔は一定だが、頻脈（120〜220回/分）

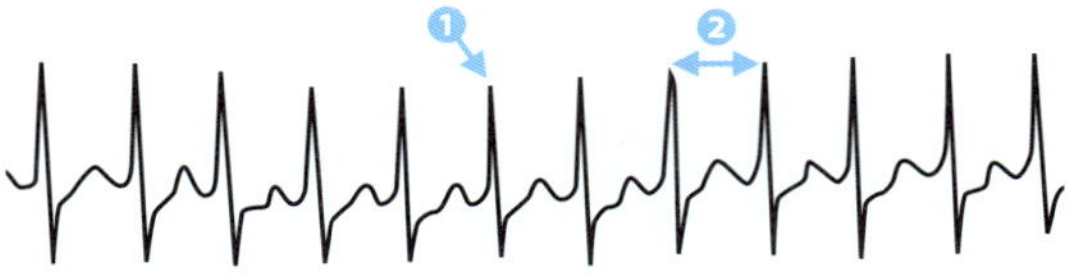

心室性期外収縮（VPC）

❶P波が先行しない幅の広い大きなQRS波
❷QRS波と逆向きのT波

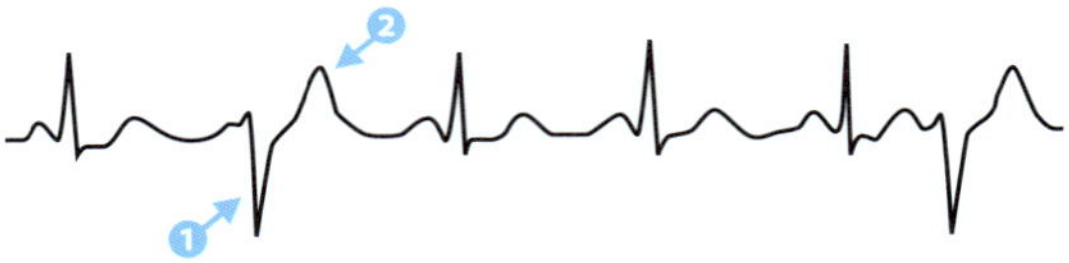

房室ブロック

Ⅰ度房室ブロック

❶PQ時間≧0.22秒
❷P波の後に正常な形のQRS波がある

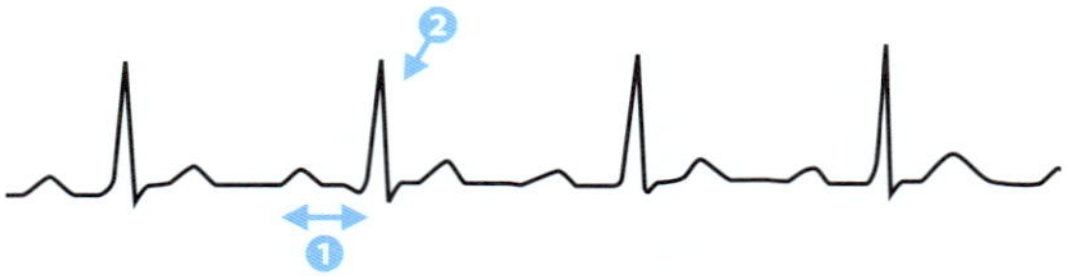

ウェンケバッハ型（Ⅱ度房室ブロック）

❶PQ時間が徐々に延長　❷❶のあとにQRS波が欠落
❸❶〜❷の周期が繰り返される

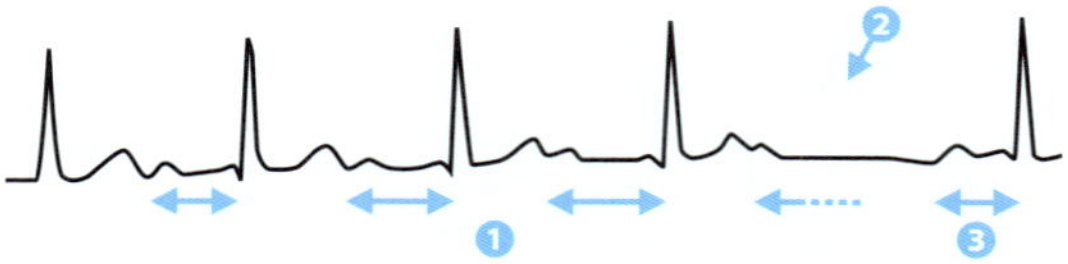

モービッツⅡ型（Ⅱ度房室ブロック）

❶PP間隔とPQ間隔は一定
❷突然QRS波が脱落

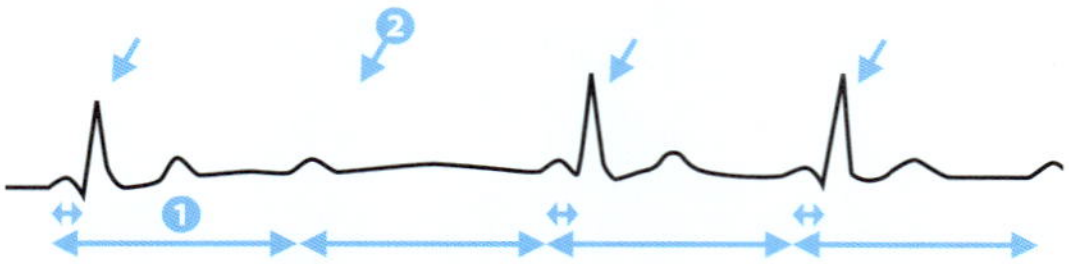

完全房室ブロック

❶P波とQRS波が無関係に出現
❷PP間隔とRR間隔は一定

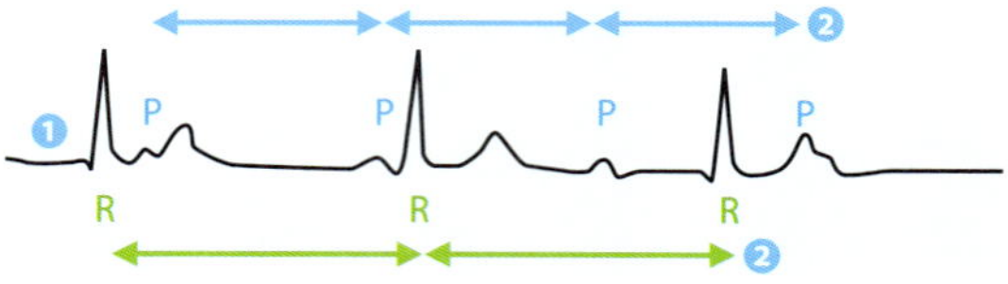

症状

不整脈の症状は**下図**の通りです。不整脈では症状がない場合もあります。

不整脈の症状

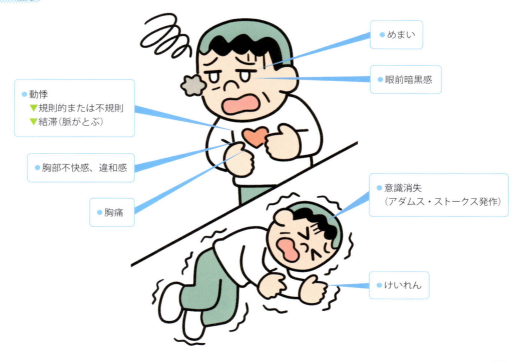

観察ポイント

自覚症状

| ✓ 観察ポイント | ■ 上記の症状 |

不整脈では、自覚症状が生じた場合は**すぐにナースコールで看護師を呼ぶ**ように伝えておきます。自覚症状出現時には症状を詳細に情報収集し（**P.6「症状を聞くときの7つの視点」参照**）、記録します。
　また、不整脈は循環動態に影響することがあるため、次の循環動態もあわせて観察します。

循環動態

| ✓ 観察ポイント | ■ バイタルサイン　■ 意識レベル |

患者さんの自覚症状が出現した場合や、心電図モニターによるモニタリング中に不整脈が出現した場合は、循環動態が維持できているかを血圧などのバイタルサインや意識レベルで確認します。

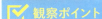 バイタルサイン（血圧P.36、脈拍P.24）　意識レベルP.51

慢性閉塞性肺疾患（COPD）

基礎知識

概要・原因

　慢性閉塞性肺疾患（COPD*）とは、タバコの煙などの有害物質を長期間吸入することが原因で肺に炎症が起きる疾患です。COPDによる症状は、**治療をしても完全に正常に戻らない**のが特徴です。
　COPDはなかなか消えない咳嗽や喀痰のような**風邪に似た症状**からはじまり、慢性的な経過をたどります。COPD患者でこれらの症状が急激に悪化した状態をCOPDの**急性増悪**といいます。

正常な肺とCOPDの肺

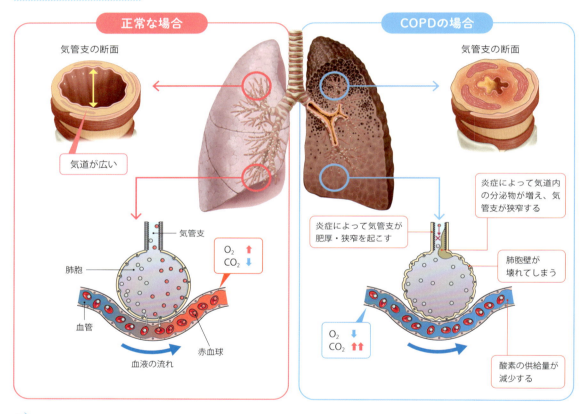

症状

　COPDは肺炎や心不全などをきっかけに急性増悪を起こします。急性増悪では、**呼吸困難**や**咳嗽**、**喘鳴**、**喀痰の急激な増加**が起こります。
　慢性期のCOPDのおもな症状は、慢性の咳嗽や喀痰、体を動かしたときの呼吸困難（**労作性呼吸困難**）です。病気が長期にわたって進行すると常に呼吸困難が生じ、**口すぼめ呼吸**や**呼気の延長**、**胸鎖乳突筋の肥厚**、**ビア樽状胸郭**など、COPDに特徴的な変化が出現します。
　COPDによって肺胞が壊れると肺の血管抵抗が増加して肺に血液を送り出す心臓の負担が大きくなり、肺高血圧という右心不全の状態になります（**肺性心**）。肺高血圧では**浮腫**や**頸静脈の怒張**が出現します。呼吸困難で日常生活が制限されるストレスから**うつ状態**、**食欲低下**や**睡眠障害**などが出現することもあります。
　COPDの患者さんは、息を目いっぱい吸い込んでから一気に吐き出すとき、最初の1秒で吐き出せる空気の量が健康な人と比較して少なくなります。そのため、呼吸機能検査では1秒率の低下がみられます。

COPDのおもな症状

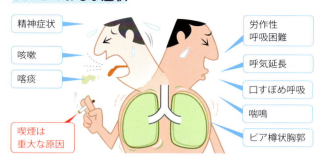

- 精神症状
- 咳嗽
- 喀痰
- 喫煙は重大な原因
- 労作性呼吸困難
- 呼気延長
- 口すぼめ呼吸
- 喘鳴
- ビア樽状胸郭

ビア樽状胸郭

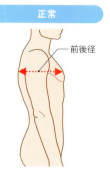
正常 — 前後径

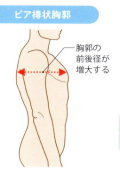
ビア樽状胸郭 — 胸郭の前後径が増大する

呼吸機能検査と閉塞性換気障害

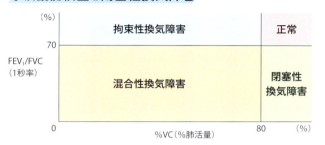

拘束性換気障害	閉塞性換気障害
%肺活量が80%未満 ● 肺線維症 ● 間質性肺炎　など	1秒率が70%未満 ● COPD ● 気管支喘息　など

観察ポイント

呼吸状態

観察ポイント　■呼吸数　■SpO₂　■チアノーゼ　■呼吸困難　■咳嗽　■喀痰　■喘鳴　■呼吸音

　COPDは進行性で常に呼吸状態が不安定です。とくに**体を動かす前後**では呼吸状態を観察して運動強度やタイミング、方法が適切かをアセスメントします。また、呼吸困難が増強するとADLに影響が生じます。労作時の呼吸困難がADLに影響していないかもあわせて観察しましょう。

栄養状態

観察ポイント　■体重　■食事摂取量　■血液検査データ（血清アルブミン、血清総タンパクなど）　■浮腫

　COPDの患者さんは、呼吸筋を一生懸命動かして十分でない肺の機能を補おうとするので、健康な人と比較して呼吸運動による**消費エネルギーが増大**します。しかし、呼吸困難による食欲不振が生じる場合があるため、**体重**や**食事摂取量**、**栄養にかかわる血液検査データ**を観察して栄養状態をアセスメントしましょう。低栄養によって出現する浮腫も観察します。

精神状態

観察ポイント　■言動　■表情　■活気　■活動性　■睡眠状況

　COPDが進行すると24時間呼吸困難が続きます。継続する呼吸困難から**死への恐怖**を意識するようになり、ADLへの意欲を低下させます。患者さんの言動や睡眠状況を観察して、**抑うつ状態**が出現していないかをアセスメントしましょう。

Link　バイタルサイン（呼吸P.30）　SpO₂ P.79　チアノーゼP.31　呼吸困難P.31　呼吸音P.74　浮腫P.87

肺炎

基礎知識

概要・原因

肺炎は肺に**炎症を起こす疾患の総称**です。肺炎は細菌やウイルス、真菌などの病原体による**感染**がおもな原因です。

肺炎にはいくつかの分類方法があります。

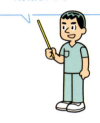

肺炎は、
① 原因となる病原微生物
② 炎症が起きている部位
③ 発症場所
で分類されます

原因となる病原微生物による分類

細菌性肺炎	非定型肺炎
● 一般細菌への感染が原因 ● 原因となるおもな病原微生物 　▼肺炎球菌 　▼黄色ブドウ球菌 　▼インフルエンザ菌	● 一般細菌以外への感染が原因 ● 原因となるおもな病原微生物 　▼マイコプラズマ 　▼クラミジア 　▼インフルエンザウイルス

炎症が起きている部位による分類

肺胞性肺炎		混合性肺炎	間質性肺炎
● 肺実質(肺胞腔、肺胞上皮)の炎症		● 肺胞性肺炎と間質性肺炎の混合型	● 肺間質(肺胞中隔など)の炎症
大葉性肺炎	気管支肺炎		
● 肺の1葉を占める肺炎 ● 感染力が強い	● 気管支の支配する区域に一致して広がる肺炎		

発症場所での分類

市中肺炎(CAP*)	院内肺炎(HAP*)	医療・介護関連肺炎(NHCAP*)
● 基礎疾患を有していないか有していても軽微な人で、健常成人、または、最近医療ケアを受けていない人に起こる肺炎 ● 上気道のウイルス感染に引き続いて生じることが多い ● 耐性菌が原因となる頻度は少ない	● 急性期または亜急性期一般病床に入院している患者が発症する肺炎 ● 基礎疾患を有している ● 耐性菌が原因菌となるリスクが高い ● 死亡率はCAP、NHCAPより高い	● 医療ケアや介護を受けている人に発症する肺炎で、次の定義を1つ以上満たすもの ❶ 長期療養型病床群(精神病床含む)もしくは介護施設に入所している ❷ 過去90日以内に病院を退院した ❸ 介護を必要とする高齢者、身体障害者 ❹ 通院にて継続的に血管内治療(透析、抗菌薬、化学療法、免疫抑制薬等による治療)を受けている

症状

肺炎では、**呼吸器系の症状**と、**全身にみられる症状**が出現します。重症例では意識レベルの低下が生じます。

肺炎のおもな症状

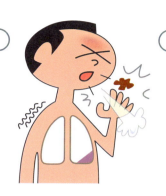

呼吸器系の症状
- 咳嗽
- 喀痰
- 呼吸困難
- 努力呼吸
- 副雑音
- 胸痛

全身にみられる症状
- 発熱
- 脈拍数・呼吸数増加
- SpO_2 低下
- 食欲低下
- 脱水
- 倦怠感
- 意識レベルの低下

観察ポイント

呼吸状態

☑ 観察ポイント | ■呼吸数 ■SpO_2 ■チアノーゼ ■呼吸困難 ■咳嗽 ■喀痰 ■呼吸音 ■意識レベル ■倦怠感

肺炎によって生じる呼吸器系の症状に注目して、呼吸数、SpO_2、チアノーゼ、呼吸困難、咳嗽、喀痰、呼吸音を観察します。また、呼吸機能が極度に低下し生命維持が困難な状況となると出現する意識レベルの低下にも注意が必要です。

必要エネルギー量、脱水

☑ 観察ポイント | ■食事摂取量 ■体温 ■水分出納

感染によって体温が上昇すると、代謝が亢進して必要エネルギー量が増大します。体温はもちろん、必要なエネルギーが摂取できているかを食事摂取量で確認します。また、発熱により発汗が増えるため水分出納にも着目し、脱水にならないように注意しましょう。

COLUMN 誤嚥性肺炎

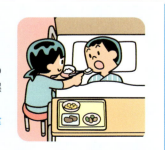

誤嚥性肺炎は、誤嚥が原因で起きる肺炎です。誤嚥は食事だけでなく、自分の唾液でも生じます。通常、誤嚥するとむせますが（顕性誤嚥）、むせを伴わない誤嚥もあります（不顕性誤嚥）。

誤嚥性肺炎は繰り返すことも特徴です。そのため、口腔ケアや誤嚥しにくい食事援助などは治療後も継続してケアしていく必要があります。

Link　バイタルサイン（呼吸P.30）　SpO_2 P.79　チアノーゼP.31　呼吸困難P.31　呼吸音P.74　意識レベルP.51　体温P.17　水分出納P.140

気管支喘息

基礎知識

概要

気管支喘息は、**気道の慢性的な炎症**を特徴とする疾患です。気管支喘息は、気道が狭くなりやすく（**気道の狭窄**）、気道が敏感になりやすい（**気道の過敏性の亢進**）状態で、持続する炎症により気道が傷つき気道組織の構造変化が起こります（**リモデリング**）。

成人や小児でみられる疾患ですが、成人は小児よりも慢性化しリモデリングを伴いやすく、重症例が多いという特徴があります。

気道のリモデリング

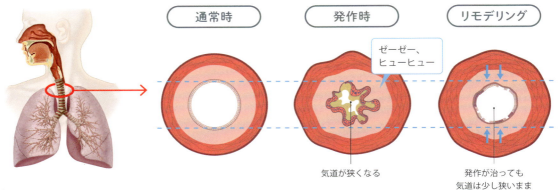

原因

気管支喘息の発作の原因は**右表**のとおりです。気管支喘息では気道の過敏性が亢進するため、これらの原因に敏感に反応し、喘息発作が生じます。

発作の原因

- アレルゲン
（ダニ、ペット、ハウスダスト）
- 大気汚染
（タバコ煙、臭気、水蒸気など）
- 感冒、呼吸器感染症
- 大気汚染
- 運動や過換気、笑い
- 喫煙、アルコール
- 天候の変化、冷気
- 食品
- 薬物
- 激しい感情表現やストレス、過労
- 月経、妊娠
- 肥満　など

症状

呼吸困難、**喘鳴**（聴診器を使わなくても聞こえる「ゼーゼー、ヒューヒュー」という呼吸音）、**咳嗽**、**喀痰**が突然生じます（発作性）。喘息発作は**夜間から早朝にかけて**増悪しやすいという特徴があります。

聴診では、**高調性連続性副雑音（笛音、笛声音）**が聴取されます。

強い発作では、**チアノーゼ**、**SpO_2の低下**が生じます。

観察ポイント

呼吸状態

☑ **観察ポイント** 　■ 呼吸数　■ SpO$_2$　■ チアノーゼ　■ 呼吸困難　■ 咳嗽　■ 喀痰　■ 喘鳴
　　　　　　　　　■ 呼吸音　■ 意識レベル

　喘息発作は呼吸状態に大きく影響します。喘息発作で生じる症状に注目して、呼吸数、SpO$_2$、チアノーゼ、呼吸困難、咳嗽、喀痰、喘鳴、呼吸音を観察します。また、呼吸機能が極度に低下すると出現する意識レベルの低下にも注意が必要です。

発作の評価

☑ **観察ポイント** 　■ 発作の時間・程度　■ 薬剤使用の状況　■ ピークフロー

　ほとんどの気管支喘息は、退院後も長期にわたる管理が必要です。発作が起きた日時や状況、関連する症状の有無や薬剤使用状況を観察し、記録します。この記録は喘息日記として入院中から退院後も患者さん自身につけてもらい、治療方針の決定や変更に役立てます。
　ピークフローは気道狭窄の度合いを患者さん自身で把握できる指標で、ピークフローメーターで測定します。

ピークフローの測定

ピークフローメーターの準備

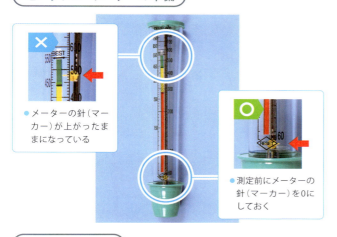

- × メーターの針（マーカー）が上がったままになっている
- ○ 測定前にメーターの針（マーカー）を0にしておく

ピークフローメーターのくわえかた

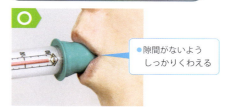
- ○ 隙間がないようしっかりくわえる

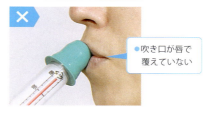
- × 吹き口が唇で覆えていない

測定の手順

① 立位または座位で実施する。ピークフローメーターの針（マーカー）は測定前に0にしておく。

② 大きく息を吸い込む。

③ ピークフローメーターをしっかりくわえ、すばやく息を吐く。3回測定し、最大値を記録する。

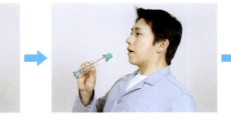
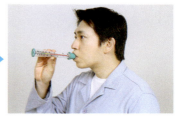

Link　バイタルサイン（呼吸P.30）　SpO$_2$ P.79　チアノーゼP.31　呼吸困難P.31　呼吸音P.74　意識レベルP.51

甲状腺機能亢進症／甲状腺機能低下症

基礎知識

概要
甲状腺から分泌される甲状腺ホルモンは、全身にさまざまな作用を引き起こします（**P.130表「甲状腺ホルモンの役割」**）。甲状腺機能亢進症はホルモンの**分泌が過剰**な状態、甲状腺機能低下症はホルモンの**分泌が低下している**状態です。

原因
甲状腺機能亢進症の原因は、**バセドウ病**や**甲状腺腫**、**甲状腺炎**や**ヨウ素の過剰摂取**などです。
甲状腺機能低下症の原因は、**橋本病**や**甲状腺摘出術後**、**甲状腺への放射線照射後**などです。

症状
甲状腺機能亢進症や甲状腺機能低下症の症状は、全身に起こります。

おもな症状

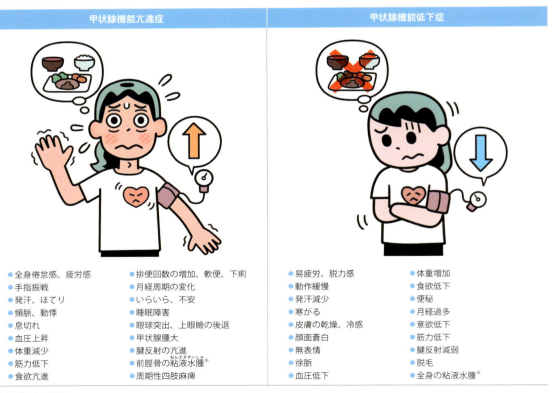

甲状腺機能亢進症
- 全身倦怠感、疲労感
- 手指振戦
- 発汗、ほてり
- 頻脈、動悸
- 息切れ
- 血圧上昇
- 体重減少
- 筋力低下
- 食欲亢進
- 排便回数の増加、軟便、下痢
- 月経周期の変化
- いらいら、不安
- 睡眠障害
- 眼球突出、上眼瞼の後退
- 甲状腺腫大
- 腱反射の亢進
- 前脛骨の粘液水腫※
- 周期性四肢麻痺

甲状腺機能低下症
- 易疲労、脱力感
- 動作緩慢
- 発汗減少
- 寒がる
- 皮膚の乾燥、冷感
- 顔面蒼白
- 無表情
- 徐脈
- 血圧低下
- 体重増加
- 食欲低下
- 便秘
- 月経過多
- 意欲低下
- 筋力低下
- 腱反射減弱
- 脱毛
- 全身の粘液水腫※

※圧痕の残らない浮腫。

観察ポイント

甲状腺機能亢進症の観察ポイント

代謝亢進

☑ 観察ポイント ■食事摂取量 ■体重 ■水分出納

甲状腺機能亢進症ではエネルギー消費が著しく高い状態が続くため、体重減少や脱水に注意が必要です。食事摂取量や体重、水分出納を観察し、エネルギー消費を抑えるように援助します。

甲状腺クリーゼ

☑ 観察ポイント ■意識レベル ■体温 ■脈拍 ■血圧 ■SpO$_2$

甲状腺クリーゼは、甲状腺機能亢進症が治療されないか治療が不十分なときに、感染や手術など強いストレスが加わることで起きます。甲状腺ホルモンの影響を受ける臓器が過剰なホルモンに耐えられなくなることで、以下のような重篤な症状が生じます。すぐに治療が必要となりますので、これらの症状が起きていないかに注目して観察します。

甲状腺クリーゼのおもな症状

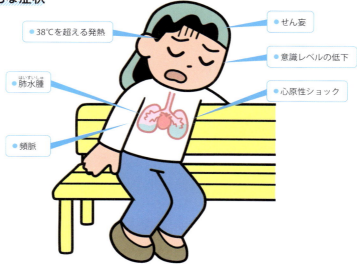

- 38℃を超える発熱
- 肺水腫(はいすいしゅ)
- 頻脈
- せん妄
- 意識レベルの低下
- 心原性ショック

甲状腺機能低下症の観察ポイント

ADLと精神状態

☑ 観察ポイント ■ADLの程度 ■精神状態

甲状腺機能低下症では、症状の影響でADLの低下や意欲低下をきたす場合があります。ADLの程度や精神状態を観察して、ADLを維持できるように援助します。とくに転倒転落には注意しましょう。

Link 水分出納P.140　意識レベルP.51　バイタルサイン(体温P.17、脈拍P.24、血圧P.36)　SpO$_2$ P.79

糖尿病

基礎知識

概要・原因

糖尿病は慢性の高血糖を特徴とする疾患で、**1型糖尿病**と**2型糖尿病**があります。

1型糖尿病は**インスリンが極端に減少するか分泌されない**ことが原因で起こります（インスリン分泌障害）。

2型糖尿病は過食や運動不足などの生活習慣が原因で、**インスリンのはたらきが悪くなる**こと（インスリン抵抗性亢進）で起こります。

1型糖尿病と2型糖尿病

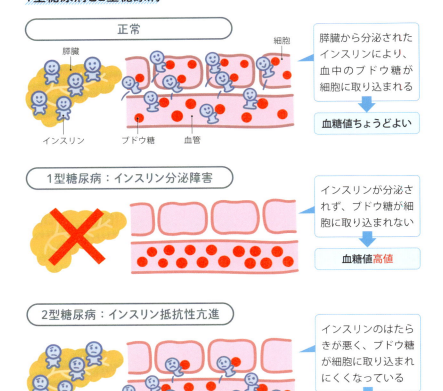

症状

糖尿病が引き起こす**高血糖によって**、**左下図**のようなさまざまな症状が現れます。また、糖尿病による高血糖状態が続くと合併症が出現します（**右下表**）。

高血糖や慢性合併症によるおもな症状

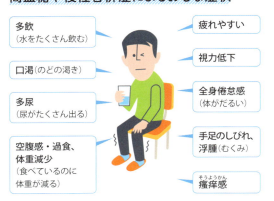

合併症

急性合併症	慢性合併症
● 糖尿病ケトアシドーシス ● 高浸透圧高血糖症候群 → どちらも昏睡に注意する	● 糖尿病網膜症 ⎫ ● 糖尿病腎症　　⎬ 3大合併症 ● 糖尿病神経障害 ⎭ ● 動脈硬化性疾患（高血糖による） 　▼ 虚血性心疾患 　▼ 脳血管障害 　▼ 閉塞性動脈硬化症

154

観察ポイント

血糖値

✓ 観察ポイント　■血糖値

　糖尿病では、血糖値を測定してその値や変動を観察します。血糖値は決められた時間と低血糖が疑われる場合に測定します。血糖値は常に変動しますが、なぜ変動したのかを把握することが重要です。食事などの情報を含めて、血糖値の変動について日々アセスメントします。

低血糖症状

✓ 観察ポイント　■空腹感　■ふるえ　■動悸　■冷汗　■顔面蒼白　■意識レベル

　血糖降下薬の効果が強すぎる、食事が少ない、激しい運動をするなどの原因により出現する低血糖症状に注意が必要です。表は必要以上に血糖値が低下すると出現する症状です。重度の低血糖状態では昏睡となり生命にかかわるため、重篤な症状が出現する前に異常に気がつくことが重要です。

低血糖症状

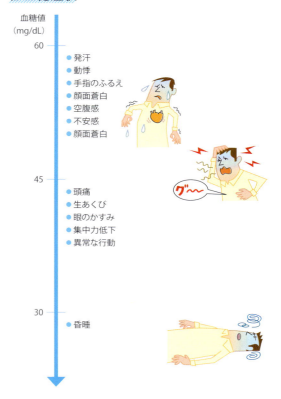

血糖値 (mg/dL)

- 60
  - 発汗
  - 動悸
  - 手指のふるえ
  - 顔面蒼白
  - 空腹感
  - 不安感
  - 顔面蒼白
- 45
  - 頭痛
  - 生あくび
  - 眼のかすみ
  - 集中力低下
  - 異常な行動
- 30
  - 昏睡

食事の摂取状況

 観察ポイント　■食事摂取量（間食を含む）　■満腹感　■空腹感　■体重

　糖尿病の患者さんは、空腹感による食べ過ぎが起こることがあります。食べ過ぎはさらなる高血糖状態を生み出してしまうという悪循環につながります。食事療法が適切にできているか、間食を含む食事摂取量や、満腹感、空腹感、体重を観察してアセスメントします。

高血糖症状

 観察ポイント　■口渇　■飲水量　■尿量

　高血糖では尿に糖が排泄されるようになり、浸透圧の影響で尿量が増加します。尿量が増加すると多飲傾向となります。そこで、口渇、飲水量、尿量を観察して、高血糖による影響に注目しましょう。

Link　バイタルサイン（脈拍P.24）　意識レベルP.51　水分出納P.140

腎不全（急性腎障害〈AKI〉・慢性腎臓病〈CKD〉）

基礎知識

概要・原因

腎不全は、**腎臓の機能が低下して生体の恒常性を維持できなくなった状態**です。腎機能障害が数時間から数日で出現した場合には**急性腎障害（AKI*）**、腎機能障害が数か月持続するものを**慢性腎臓病（CKD*）**といいます。

急性腎障害の原因は、脱水やショックなどの**腎前性**、急性尿細管壊死などの**腎性**、尿路閉塞などの**腎後性**に分けられ、多くの腎機能障害はもとどおりに回復します（**可逆的**）。

慢性腎臓病の原因は、糖尿病性腎症などの原疾患により腎臓の基本的な単位である**ネフロン**が壊れることです。慢性腎臓病では、腎機能障害は**もとどおりに回復しません**（**不可逆的**）。

腎不全の病態

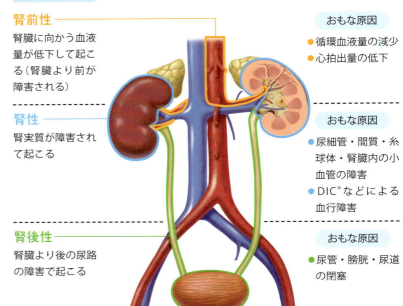

腎前性
腎臓に向かう血液量が低下して起こる（腎臓より前が障害される）

おもな原因
- 循環血液量の減少
- 心拍出量の低下

腎性
腎実質が障害されて起こる

おもな原因
- 尿細管・間質・糸球体・腎臓内の小血管の障害
- DIC*などによる血行障害

腎後性
腎臓より後の尿路の障害で起こる

おもな原因
- 尿管・膀胱・尿道の閉塞

症状

腎臓には、老廃物の排泄、水分と電解質のバランス調整、血圧調整、赤血球産生の促進、ビタミンDの活性化などの役割がありますが、これらが障害されることでさまざまな症状を引き起こします。

腎不全の末期では**尿毒症症状**とよばれる多様な症状が出現します。

腎機能の低下による症状

腎機能	腎機能の低下による症状
老廃物の排泄、水分と電解質のバランス調整	●尿量異常 ▼尿量増加：脱水 ▼尿量減少：浮腫、心不全 ●高カリウム血症 ▼不整脈 ●代謝性アシドーシス ▼倦怠感　▼嘔気、嘔吐 ▼食欲低下　▼意識レベル低下
血圧調整	●高血圧
赤血球産生の促進	●腎性貧血 ▼倦怠感、疲労感 ▼息切れ ▼顔色不良
ビタミンDの活性化	●骨粗鬆症

尿毒症症状

中枢神経	●意識障害　●全身倦怠感 ●けいれん　●頭痛
末梢神経	●知覚障害 ●レストレスレッグス症候群（下肢のむずむず感）
循環器	●高血圧　●浮腫　●心不全 ●心肥大　●心膜炎　●不整脈
呼吸器	●胸水貯留　●肺水腫
消化器	●口臭　●食欲不振 ●嘔気・嘔吐
眼	●視力障害　●眼底出血
皮膚	●瘙痒感　●色素沈着
骨障害	●骨・ミネラル代謝異常
血液	●貧血　●出血傾向

観察ポイント

急性腎障害の観察ポイント

循環動態と尿量

☑ 観察ポイント　■バイタルサイン　■尿量　■水分出納　■浮腫

急性腎障害では急激に症状が出現するため、とくに循環動態に着目して、血圧などのバイタルサイン、腎機能や体内への水分貯留の指標となる尿量や水分出納、浮腫をこまめに観察します。

尿毒症症状

☑ 観察ポイント　■意識レベル　■倦怠感　■嘔気　■嘔吐

重症腎不全では尿毒症症状といわれる多彩な症状が出現します。排出されるべき老廃物が体内に貯留すると生じるこれらの症状を観察して、患者さんの重症度をアセスメントします。

慢性腎臓病の観察ポイント

水分出納

☑ 観察ポイント　■体重　■浮腫　■水分出納

腎臓の機能を簡便に反映する指標が体重です。体重は毎日決まった時間に測定し、患者さん自身にも記録してもらい、自身の腎臓の残存機能を理解してもらう材料とします。
体重のほかに、浮腫や水分出納を観察して、体内への水分貯留の有無をアセスメントします。

栄養状態

☑ 観察ポイント　■食事量　■食欲　■血液検査データ（血清総タンパク、アルブミン、カリウム）

慢性腎臓病の食事療法では多くの制限があるために食事の味が合わず食欲が低下し、栄養状況が悪化するおそれがあります。食事量や食欲を観察して、食事療法が円滑に進むように援助します。
血液検査データでは、血清総タンパクやアルブミンなどで栄養状態を観察し、とくに致死的不整脈の原因となるカリウムの値にも注目します。

慢性腎臓病に対する食事療法基準

エネルギー（kcal/kg体重/日）	タンパク質（g/kg体重/日）
25〜35	0.6〜1.0
食塩（g/日）	カリウム（mg/日）
3.0以上、6.0未満	1,500〜2,000以下

日本腎臓学会 編：慢性腎臓病に対する食事療法基準 2014年版．東京医学社，東京，2014：2．を参考に作成

> 慢性腎臓病では、長期的な視点で患者さんの生活を改善して慢性腎臓病の増悪を防ぐ必要があります

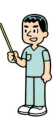

Link　バイタルサイン（血圧P.36、脈拍P.24）　水分出納P.140　浮腫P.87　意識レベルP.51

尿路結石

基礎知識

概要

尿路結石とは、**尿の成分が結晶化した石のような塊**が、**尿路（腎臓、尿管、膀胱、尿道）** に形成されることです。

結石の発生部位によって、**腎結石、尿管結石、膀胱結石、尿道結石**に分類されます。

尿路結石のうち、腎結石と尿管結石で全体の96%を占めています。また、尿路結石は**男性**に起こりやすく、**再発しやすい**という特徴があります。

内視鏡や衝撃波で結石を細かく砕いたり、自然に排出させたりして結石を除去します。

尿路結石の分類

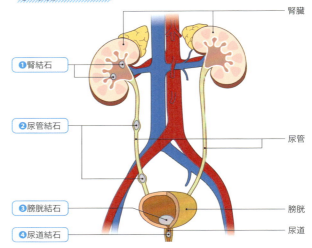

尿路結石の治療法

体外衝撃波結石破砕術（ESWL*）	経尿道的結石破砕術（TUL*）	経皮的結石破砕術（PNL*）
●腎結石、尿管結石が対象（上図❶、❷） ●高エネルギーの衝撃波を体外から結石に照射し、結石を細かく砕いて体外に排出させる ●非侵襲的、短時間で回復が早い	●尿管結石、膀胱結石、尿道結石が対象（上図❷～❹） ●尿管鏡を尿道から挿入しレーザーで結石を砕く ●軟性尿管鏡では腎結石（❶）も破砕できる（f-TUL*） ●腰椎麻酔または全身麻酔で行う ●低侵襲で回復が早い	●腎結石が対象（上図❶） ●背部から腎臓に穿刺して腎盂鏡を挿入し、内視鏡で結石を破る ●2cm以上の大きな結石にも有効 ●全身麻酔で行う ●侵襲性が高く、回復に時間がかかる

原因

尿路結石の原因ははっきりしていませんが、食事や飲水、運動などの**生活習慣**や**メタボリックシンドローム**との関連があると考えられています。

症状

尿路結石では、激しい発作性の間欠的な痛みである**疝痛発作**が起こります。尿管結石では痛みが**腰背部**にも生じます。その他に、血尿や排尿時痛、排尿障害、頻尿、残尿感、尿閉が生じます。強い疼痛による嘔気や嘔吐が起こることもあります。

観察ポイント

疼痛

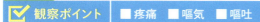 観察ポイント　■疼痛　■嘔気　■嘔吐

尿路結石では**激しい疼痛**が生じます。疼痛や疼痛による嘔気、嘔吐に注目し、**鎮痛薬の効果が得られているか**をアセスメントしましょう。

排尿状況

☑ 観察ポイント ■尿量 ■残尿感 ■排尿困難 ■血尿 ■排尿時痛 ■尿中の結石

結石がある場合でも**尿がきちんと流出しているか**、尿路が結石で閉塞していないかを、尿量や残尿感、排尿困難や排尿時痛の有無で観察します。結石によって尿路が傷つき血尿となるため、**血尿の程度**もあわせて観察しましょう。また、結石を自然排出させる場合には、**尿に結石が含まれていないか**を観察する必要があります。

結石を自然排出させる場合には、**1日あたり2～3L**の水分を摂取し、**適度な運動**をするように指導します。

再発予防のポイント

水分摂取	食事
● 体内の水分不足によって尿が濃縮されると結石ができやすくなるため、1日の水分摂取量は**2L以上**をめやすにする	● 以下を多く含む食事では結石成分の濃度が高くなるため、これらの**摂取しすぎに注意**する ▼タンパク質 ▼プリン体：内臓類 ▼シュウ酸：ほうれん草、ナッツ類、チョコレート　など

尿路感染症（UTI）

基礎知識

概要・原因

尿路感染症（UTI*）は、**尿路（腎臓、尿管、膀胱、尿道）に生じた感染症**です。

おもな尿路感染症には、腎盂腎炎、膀胱炎、尿道炎があります。

腎盂腎炎と**膀胱炎**は、男性より**女性**で多く、おもな原因菌は**大腸菌**です。これは、女性は男性よりも肛門と尿道口が近く、尿道の長さも短いことから、肛門周囲の大腸菌が尿道口から尿道に侵入して上行性に感染しやすいためです。

尿道炎は、女性よりも**男性**に多く、性行為を通して感染する場合が多いため性感染症に分類されることがあります。

膀胱留置カテーテルの挿入や留置に関連して起こる尿路感染症は、**カテーテル関連尿路感染症（CAUTI*）**とよばれます。

解剖生理

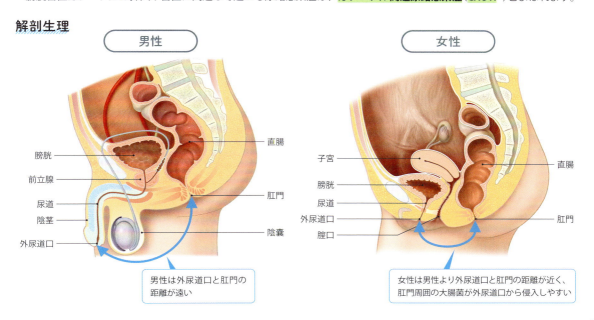

症状

腎盂腎炎では原因菌となる大腸菌が膀胱から上行性に感染するため、膀胱炎に続いて発症するという特徴があります。そのため、腎盂腎炎では**膀胱炎の症状も同時に起こります**。

腎盂腎炎	膀胱炎	尿道炎
● 発熱（高熱）　● 腰背部痛 ● 悪寒、戦慄　● 嘔気、嘔吐 ● 倦怠感　● 肋骨脊柱角（CVA*）叩打痛（**下図**）	● 頻尿 ● 排尿時痛 ● 尿混濁 ● 残尿感、膀胱の不快感 ● 血尿	● 排尿時痛 ● 尿道痛 ● 尿道分泌物

叩打部位

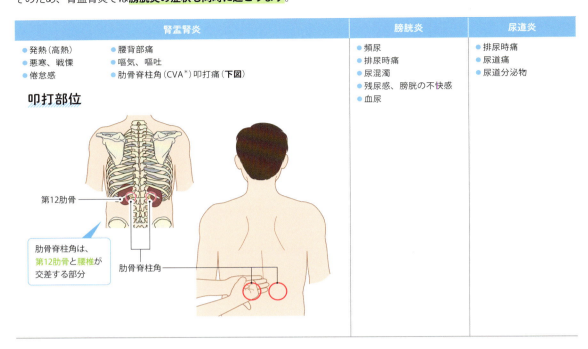

第12肋骨

肋骨脊柱角は、第12肋骨と腰椎が交差する部分

肋骨脊柱角

観察ポイント

感染状況

☑ 観察ポイント　■体温　■尿の回数や性状

腎盂腎炎や膀胱炎は、**抗生物質**を投与し治療します。**治療効果が得られているか**を、体温や尿の回数や性状などで観察しましょう。発熱による脱水は尿量減少につながり、尿路の原因菌が上行性に感染してしまう原因となるため、**積極的に飲水を促しましょう**。

尿路感染は再発しやすいため、**予防法の指導**も考慮しましょう。

尿路感染症の予防法

- 積極的な飲水
- 生理中などは陰部を清潔に保つ
- 尿漏れパッドはこまめに交換する
- 排便後は前から後ろに向けて拭く
- 尿をがまんしない
- 便秘を避ける
- 温水洗浄機能を使いすぎない
- カフェイン入りの飲料（緑茶、紅茶、コーヒー）などを避ける
- 膀胱留置カテーテルは早期に抜去する

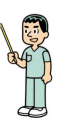

尿路感染は再発しやすいという特徴があるため、排便時の拭き取りかたなどの生活習慣にも着目して指導します

Link　バイタルサイン（体温P.17）

脳出血／脳梗塞

基礎知識

概要・原因

脳出血

脳出血は**脳の動脈が破裂して脳実質内に出血が生じる**疾患で、脳内出血ともいわれます。おもな原因は**高血圧**です。出血が血の塊になって**血腫**となり、周囲の脳組織に障害が生じます。

脳出血の病態

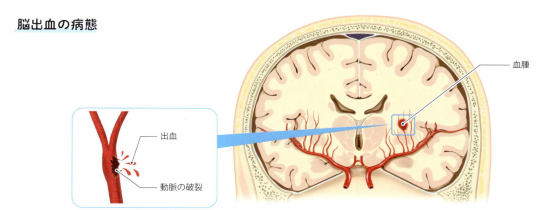

脳梗塞

脳梗塞は**脳の動脈が閉塞して血流が途絶え**、その血管から栄養や酸素を受け取っていた脳組織が死んでしまう疾患です。脳梗塞は3つに分類され、原因が異なります。脳梗塞は再発率が高いのも特徴です。

臨床病型による脳梗塞の分類

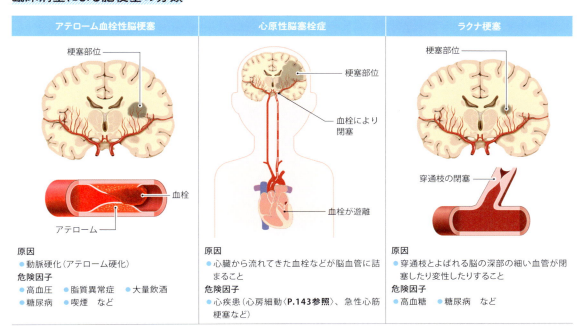

アテローム血栓性脳梗塞	心原性脳塞栓症	ラクナ梗塞
原因 ●動脈硬化（アテローム硬化） 危険因子 ●高血圧　●脂質異常症　●大量飲酒 ●糖尿病　●喫煙　など	原因 ●心臓から流れてきた血栓などが脳血管に詰まること 危険因子 ●心疾患（心房細動〈P.143参照〉、急性心筋梗塞など）	原因 ●穿通枝とよばれる脳の深部の細い血管が閉塞したり変性したりすること 危険因子 ●高血糖　●糖尿病　など

161

症状

　急性期では、脳出血や脳梗塞の部位によって**運動麻痺**、**失語**、**構音障害**などの症状が出現します。合併症として梗塞や血腫の周囲に脳浮腫が生じ、脳浮腫によって頭蓋内圧が亢進することがあります。頭蓋内圧亢進では、**意識障害**や**頭痛**、**嘔気・嘔吐**、**けいれん発作**などが出現します。
　慢性期では急性期で生じた症状が残存し、それらによる日常生活行動への影響から**廃用症候群**などの症状が出現します。

脳出血・脳梗塞による症状

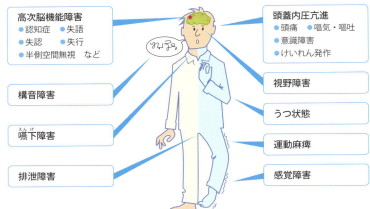

障害部位とおもな症状

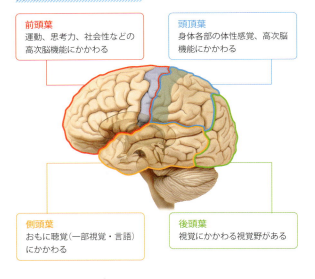

部位	障害によるおもな症状
前頭葉	● 高次脳機能障害 　▼意欲低下　▼注意障害　▼脱抑制　など ● 錐体路徴候 　▼痙性麻痺　▼腱反射亢進　など ● 運動性失語（ブローカ失語）
頭頂葉	● 半側空間無視 ● 半側身体失認 ● 身体部位失認 ● 着衣失行 ● 失書　など
後頭葉	● 同名半盲 ● 物体失認　など
側頭葉	● 感覚性失語（ウェルニッケ失語） ● 幻聴　など

廃用症候群の症状

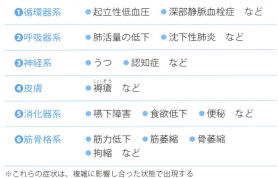

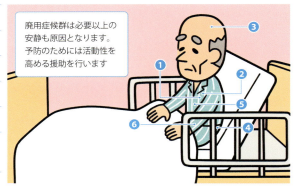

廃用症候群は必要以上の安静も原因となります。予防のためには活動性を高める援助を行います

※これらの症状は、複雑に影響し合った状態で出現する

観察ポイント

急性期の観察ポイント

梗塞や出血部位の拡大による症状、頭蓋内圧亢進症状

☑ 観察ポイント　■バイタルサイン　■意識レベル　■瞳孔の観察　■対光反射の観察　■MMT
■言語障害　■頭痛　■嘔気　■嘔吐

梗塞や出血が進行すると意識レベルの低下や血圧の上昇、瞳孔不同や対光反射の消失、MMTの変化、言語障害などが出現します。これらの症状が出現した場合には生命に重大な危険が生じる可能性があるため、こまめに観察を行います。

脳出血では血圧が高いと再出血するリスクが高くなるため、厳重な血圧コントロールが必要です。血圧が医師の指示どおりの範囲にあるかどうかも観察します。

脳出血による血腫や広範な脳梗塞では頭蓋内圧亢進が出現することがあります。頭蓋内圧亢進で出現する激しい頭痛や嘔気、嘔吐、けいれんにも注目しましょう。

頭蓋内圧亢進症状

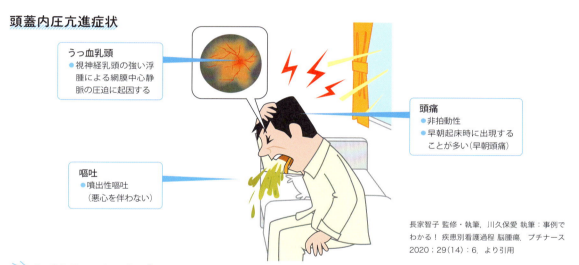

うっ血乳頭
- 視神経乳頭の強い浮腫による網膜中心静脈の圧迫に起因する

頭痛
- 非拍動性
- 早朝起床時に出現することが多い（早朝頭痛）

嘔吐
- 噴出性嘔吐（悪心を伴わない）

長家智子 監修・執筆，川久保愛 執筆：事例でわかる！ 疾患別看護過程 脳腫瘍，プチナース 2020；29(14)：6．より引用

慢性期の観察ポイント

再梗塞

☑ 観察ポイント　■バイタルサイン　■意識レベル　■MMT

急性期ほどこまめな測定は不要ですが、脳梗塞は再発率が高いので再梗塞による症状の悪化を見逃さないことが重要です。

ADLと廃用症候群

☑ 観察ポイント　■MMT　■ROM　■リハビリテーションに対する意欲　■精神状態

慢性期ではADLの拡大が目標です。急性期で出現した症状がどの程度改善しているか、廃用症候群が出現していないかを、MMT、ROMなどで観察します。

突然の運動麻痺や構音障害によって将来を悲観し、活動性の低下やうつ状態、廃用症候群が出現することがあります。リハビリテーションに対する意欲の変化や精神状態にも注目しましょう。

Link　バイタルサイン（血圧P.36）　意識レベルP.51　瞳孔の観察P.125　対光反射の観察P.125　MMT P.102　ROM P.102

認知症

基礎知識

概要・原因

認知症とは、正常に発達した知能が**後天的な原因により低下**し、**日常生活や社会生活に支障をきたす**ようになった病態をいいます。認知症ともの忘れは**下表**の点で異なります。

認知症は、**アルツハイマー型認知症**、**血管性認知症**、**レビー小体型認知症**、**前頭側頭型認知症**に分けられます。アルツハイマー型認知症、レビー小体型認知症、前頭側頭型認知症の原因は**脳の神経変性**、血管性認知症の原因は**脳血管障害**です。

もの忘れと認知症の違い

	もの忘れ	認知症
記憶の障害範囲	できごとの一部	できごと全部
忘れたことについての自覚	ある	ない
記憶の復活	きっかけがあると思い出すことがある	思い出せない
日常生活への影響	ない	ある
進行性	ない	年単位で進行する

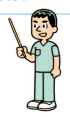

もの忘れは誰にでも起こる正常な現象ですが、認知症は日常生活に影響が出る点で大きく異なります

認知症の分類

	アルツハイマー型認知症	血管性認知症	レビー小体型認知症	前頭側頭型認知症
おもな障害部位	●側頭葉（海馬） ●頭頂葉	●出血部位	●後頭葉	●前頭葉 ●側頭葉
原因	●脳の神経変性	●脳血管障害	●脳の神経変性	●脳の神経変性
初期症状	●記憶障害 ●遂行障害、実行機能障害（目標や計画に沿って行動できない） ●視空間認知障害（物の位置関係を認識できない）	●運動麻痺 ●記憶障害	●パーキンソニズム ▼安静時振戦 ▼筋剛直 ▼無動 ▼姿勢保持障害　など ●睡眠障害、抑うつ	●喚語困難（言いたい言葉が出てこない） ●意欲低下 ●脱抑制的行動（反社会的・反道徳的行動） ●記憶障害
症状	●記憶障害 ●エピソード記憶（個人のできごとや体験）の障害 ●自己評価の障害 ●取り繕い反応（忘れたことを取り繕う）	●階段状、突発性の症状変動 ●進行の停止 ●意欲低下 ●感情失禁（その場に合わない感情表現をする）	●症状の日内変動 ●易転倒性 ●幻視 ●レム期睡眠行動異常	●失語 ●常同行動（同じ行動を繰り返す） ●食行動の異常 ●病識の高度の消失

症状

認知症の症状は、**中核症状**（**認知機能障害**）と**BPSD**＊（**認知症の行動・心理症状**）の2つです。
中核症状は認知症患者に必ずみられる症状で、BPSDは中核症状によって生じる症状です。

認知症の中核症状・BPSD

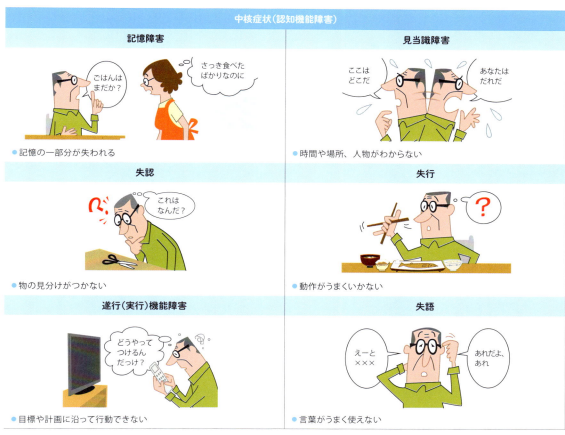

BPSD（認知症の行動・心理症状）	
行動症状	心理症状
●徘徊 ●攻撃的行為 ●脱抑制 ●ケアの拒否 など	●不安 ●抑うつ状態 ●妄想・幻覚 ●焦燥 ●睡眠障害 など

観察ポイント

中核症状とBPSD

☑ 観察ポイント　■ 上記の症状

中核症状は必ず出現しますが、BPSDは環境調整によって出現をゼロにすることも可能です。中核症状が**いつどのような状況で出現したのか**に注目して観察して、BPSDの症状が最小となるように患者さんを適切にケアしましょう。

腸閉塞／イレウス

基礎知識

概要・原因

　腸閉塞・イレウスは、腸の内容物が肛門側へ送られる動きが障害された状態です。腸内容物の通り道が塞がっていることを**腸閉塞**、通り道は塞がっていないが腸内容物が肛門側に送られないことを**イレウス**といいます。
　腸閉塞の原因は約65%が**癒着**（腸管同士や、腸管と腹壁がくっつくこと）で、約15%が**がん**などです。イレウスは腸管の麻痺や腸管のけいれんが原因で起こります。
　単純性（閉塞性）腸閉塞は、イレウスチューブとよばれる管を鼻から挿入・留置して治療します。複雑性（絞扼性）腸閉塞は緊急手術の適応となります。

腸閉塞・イレウスの分類

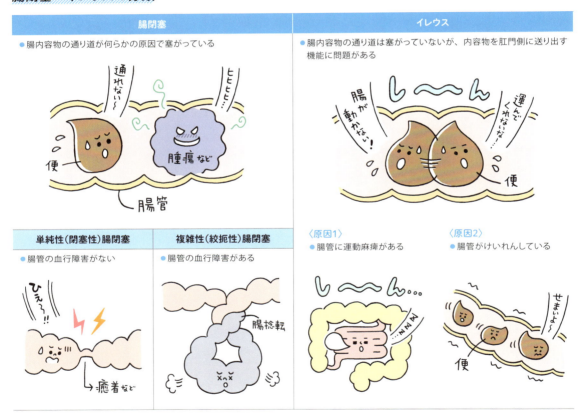

症状

　腸閉塞ではおもに**消化器系の症状**が出現します。そのほか、通常は消化管から吸収される消化液が嘔吐やイレウスチューブによって体外に排出されるため、**脱水**が生じやすいという特徴もあります。腸閉塞の腹部エックス線写真では、**ニボー像**とよばれる特徴的な所見がみられます。
　腸管の運動麻痺によるイレウスでは**腹部膨満**や**腹部膨満感**が生じますが腹痛が出現することは少なく、**腸蠕動音は減弱または消失**します。

腸閉塞の症状

	単純性（閉塞性）腸閉塞	複雑性（絞扼性）腸閉塞
症状の出現	ゆっくり	急激
腹痛	間欠的	持続的
圧痛	あり	強い[※]
腸蠕動音	亢進・金属音	減弱・消失
腹部膨満 排ガス・排便の停止	○	○
悪心・嘔吐	○	○

※腹膜炎を合併している場合、腹膜刺激症状（筋性防御、ブルンベルグ徴候）が出現する

ニボー像

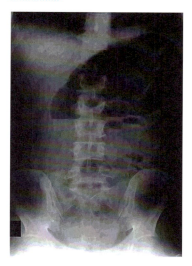
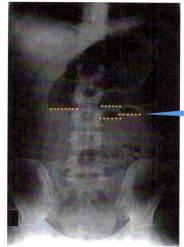

消化管内のガスが黒色で示されており、その下部は水平に一直線になっており、ニボー像（鏡面像）が確認できる

（第103回看護師国家試験午前問題40）

観察ポイント

腹部症状

観察ポイント ■腹痛 ■圧痛 ■腹部膨満 ■嘔気 ■嘔吐 ■腸蠕動音 ■排便、排ガス

治療により腹部症状は軽快すると考えられるため、腹痛、圧痛、腹部膨満、嘔気、嘔吐、腸蠕動音、排便、排ガスなどの腹部症状に注目し、**症状の悪化がないか**を観察します。

脱水

観察ポイント ■排液量 ■水分出納 ■脈拍

通常は消化管から吸収される消化液が、嘔吐やイレウスチューブによって体外に排出されると脱水が生じやすくなります。イレウスチューブの排液量や嘔吐による体液の喪失なども含めて水分出納を観察し、**脱水**が生じていないか**脈拍の変化**に注目しましょう。

Link　腹痛P.94　圧痛（腹部の触診）P.95, 99　腹部膨満（腹部の視診）P.95, 96　腸蠕動音（腹部の聴診）P.95, 97
　　　水分出納P.140　バイタルサイン（脈拍P.24）

肝機能障害

基礎知識

概要

一般的に、肝臓の**機能になんらかの障害が起きている状態**を肝機能障害といいます。

肝臓には、代謝（合成、分解、貯蔵）、解毒・排泄、胆汁生成など多くの機能がありますが、これらの機能を担う肝細胞の障害の指標となるのが**AST***や**ALT***です。血液検査でASTやALTなどが基準値を超えている場合は、肝臓になんらかの障害が起きていると考えられます。

肝機能障害でASTやALTが上昇する機序

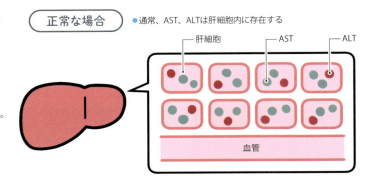

原因

肝機能障害のおもな原因は、
- 肝炎ウイルスへの感染（ウイルス性肝炎）
- カロリーの過剰摂取（脂肪肝）
- アルコールの過剰摂取（アルコール性肝障害）
- 薬物や健康食品の摂取（薬物性肝障害）

などです。

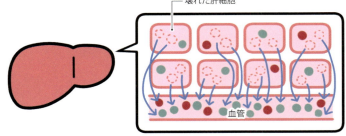

症状

肝機能障害では、もともと肝臓が担っていた機能が障害されて、**下表**のような症状が出現します。

肝機能障害の症状

黄疸	●通常肝臓から胆汁として腸に排出されるビリルビンが体内に貯留する ●ビリルビンによって皮膚や眼球結膜が黄色に変色することを黄疸という
腹水・浮腫	●門脈圧亢進によって水分が血管から漏れ出し腹水が生じる ●肝機能障害によりアルブミン濃度が低下し、膠質浸透圧の低下によって浮腫が生じる
門脈圧亢進	●肝機能障害により門脈圧が亢進する ●門脈圧亢進によって、食道・胃静脈瘤や血球減少、腹水、腹壁皮下静脈怒張（メデューサの頭）が生じる **腹壁皮下静脈怒張**
肝性脳症	●通常肝臓で解毒されるアンモニアが分解されずに血中濃度が上昇すると肝性脳症が起き、意識レベルの低下や羽ばたき振戦が生じる
女性化乳房	●通常肝臓で分解されるエストロゲン（女性ホルモン）が分解されずに血中濃度が上昇すると女性化乳房が生じる

観察ポイント

黄疸

☑ **観察ポイント** ■眼球結膜や皮膚の黄疸

黄疸が出現しやすい眼球結膜や皮膚を観察します。軽度の黄疸は蛍光灯などの人工灯では観察しにくいため、自然光のもとで観察します。

眼球結膜の黄疸の観察法

❶ 右眼の場合、患者さんに左前下方をみてもらう
❷ 観察者は左母指で患者さんの上眼瞼を右上方に引き上げ眼球結膜（白眼）の部分を観察する

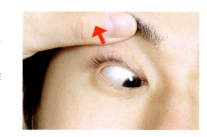

腹水、浮腫

☑ **観察ポイント** ■腹部の打診 ■腹囲 ■浮腫 ■体重

腹水や浮腫がある場合には、増強がないかを毎日観察して変化をアセスメントします。

腹水の観察法

腹囲の測定
仰臥位で膝を伸ばし、臍の位置で腹囲を測定する

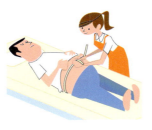

打診
- 仰臥位では、腹水は腹部の周囲にまわり込むために、腹部中央は鼓音、側腹部や下腹部は濁音となる
- 側臥位では、腹水は下側に移動し、上が鼓音、下が濁音となる

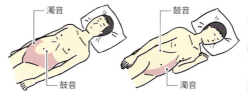

濁音：腹水が貯留している部分。側臥位になると腹水も重力で移動するため濁音の部位も移動する

肝性脳症

☑ **観察ポイント** ■意識レベル ■羽ばたき振戦

肝性脳症は生命への危険に直結するので、意識レベルや羽ばたき振戦はこまめに観察します。

羽ばたき振戦の観察

前腕を床やテーブルの上などに固定して手関節を背屈させると、羽ばたき振戦が観察できる。

排便状況

☑ **観察ポイント** ■腸蠕動音 ■腹部膨満 ■排便（性状・量）

通常は便で排出されるアンモニアが便秘で体内に貯留すると肝性脳症につながります。排便状況はこまめに観察します。便秘の場合には、食物繊維の摂取量を増やす、離床時間を増やして腸蠕動運動を活発にするなどの援助を行います。

Link　腹部の打診P.95, 98　浮腫の観察P.87　意識レベルP.51　腸蠕動音（腹部の聴診）P.95, 97　腹部膨満（腹部の視診）P.95, 96

大腿骨頸部骨折／大腿骨転子部骨折

基礎知識

概要・原因

大腿骨頸部骨折／大腿骨転子部骨折は、大腿骨の上部の骨折のことです。多くの原因は、骨粗鬆症で骨がもろい**高齢者（とくに女性）の転倒**です。

大腿骨頸部には、一度折れた骨をくっつける役目を担う**骨膜**がないため、骨癒合しにくいという特徴があります。さらに頸部に血液を供給する血管が骨折で遮断され、**骨頭壊死**が起きやすくなります。一方、大腿骨転子部は骨膜があり骨融合しやすいという特徴があります。

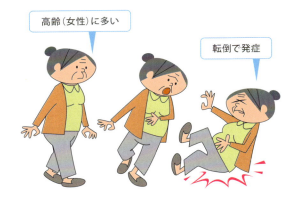

大腿骨近位部骨折の分類

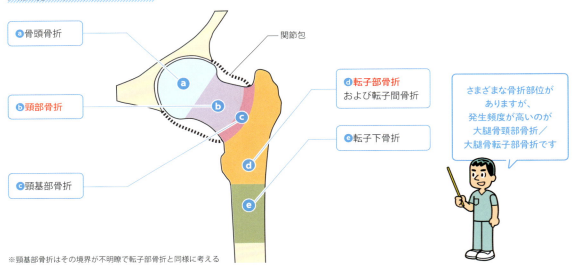

※頸基部骨折はその境界が不明瞭で転子部骨折と同様に考える

大腿骨頸部骨折／大腿骨転子部骨折の特徴

大腿骨頸部骨折	大腿骨転子部骨折
● 骨折部の出血量は少ない ● 骨頭壊死が起こりやすい ● 偽関節や骨癒合不全が起こりやすい	● 骨折部からの出血量が多く（500〜1,000mL）、全身の血行動態に影響を及ぼす ● 骨頭壊死は起こりにくい ● 偽関節や骨癒合不全は起こりにくい

症状

発症直後は**股関節痛**を訴え、**立位や歩行が困難**となります。
手術後は疼痛や手術部位の感染、脱臼、深部静脈血栓症や肺血栓塞栓症などの術後合併症に注意が必要です。

観察ポイント

受傷後から手術前の観察ポイント

出血性ショックと出血

☑ 観察ポイント　■バイタルサイン　■意識レベル　■疼痛　■創部の腫脹　■皮下出血

出血が多量の場合、血圧低下や脈拍数の増加、意識レベルの低下など出血性ショックの症状が生じます。疼痛とともに、出血による骨折部位周辺の腫脹や皮下出血の状態をこまめに観察しましょう。

術後の観察ポイント

全身状態と創部の状態

☑ 観察ポイント　■バイタルサイン　■創部の状態（色、腫脹、熱感、滲出液）

手術後は全身状態と創部の状態に着目します。バイタルサインでは体温に着目し、創部の状態とあわせて感染が生じていないか観察をします。

深部静脈血栓症、肺血栓塞栓症

☑ 観察ポイント　■下肢の周囲径　■胸痛　■呼吸　■SpO₂

術後は深部静脈血栓症や肺血栓塞栓症のハイリスク状態です。下肢の周囲径やホーマンズ徴候に着目して深部静脈血栓症が生じていないかを確認します。初回離床時には胸痛や呼吸数、SpO₂に注目して、肺血栓塞栓症の早期発見に努めます。また、弾性ストッキングの着用や足関節の自動・他動運動、水分摂取を促して、発症を予防しましょう。

弾性ストッキングの着用時の観察ポイント

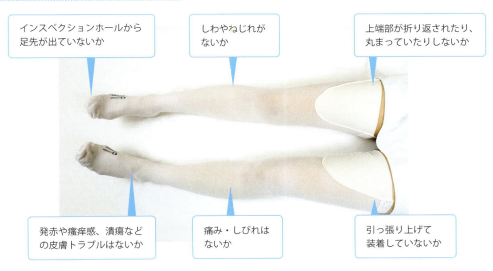

- インスペクションホールから足先が出ていないか
- しわやねじれがないか
- 上端部が折り返されたり、丸まっていたりしないか
- 発赤や瘙痒感、潰瘍などの皮膚トラブルはないか
- 痛み・しびれはないか
- 引っ張り上げて装着していないか

04 状態・疾患・経過別 必要なフィジカルアセスメントと根拠／大腿骨頸部骨折／大腿骨転子部骨折

Link　バイタルサイン（血圧P.36、脈拍P.24、呼吸P.30）　意識レベルP.51　皮下出血（皮膚病変）P.7　SpO₂ P.79

ファロー四徴症(TOF)

基礎知識

概要・原因

ファロー四徴症（TOF*）は、**大動脈騎乗**、**心室中隔欠損**（VSD*）、**肺動脈狭窄**（PS*）、**右室肥大**の四徴を特徴とする先天性心疾患です。すべての症例で心内修復術とよばれる手術を行います。

妊娠中の薬剤やアルコールの摂取といった環境要因、遺伝的要因や染色体異常などが原因とされていますが、はっきりしていません。

ファロー四徴症

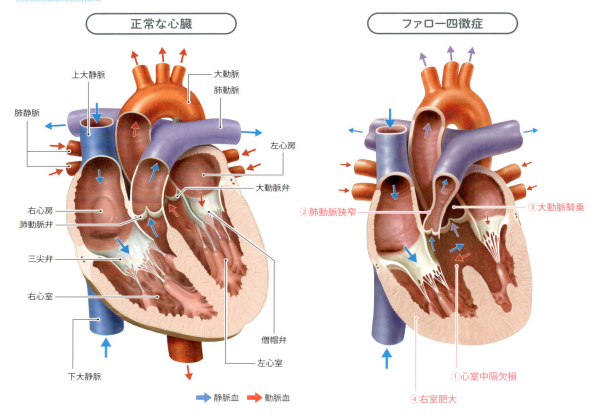

症状

正常であれば肺動脈に流れるはずの**酸素の少ない血液**が、肺動脈が細くなっていること（肺動脈狭窄）と、心室中隔に孔が空いていること（心室中隔欠損）によって右心室から左心室に流れ込んでしまい（**右左短絡**）、全身に送られる**動脈血中の酸素量が低下する**ため、生後2〜3か月頃から**チアノーゼ**が生じます。

乳児では起床後や哺乳時、啼泣時、排便時に肺動脈への血流がさらに減少し無酸素発作が出現します。無酸素発作では、チアノーゼの増強や呼吸促迫に続いて、やがてぐったりしてきて意識消失やけいれんが出現することもあります。

慢性的な低酸素血症により**ばち状指**が出現し、歩行可能な年齢になると呼吸困難時に**蹲踞**の姿勢がみられます。

ばち状指

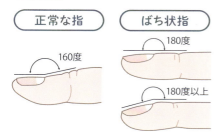

蹲踞の姿勢

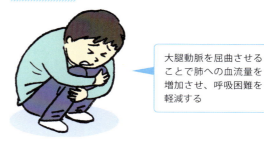

大腿動脈を屈曲させることで肺への血流量を増加させ、呼吸困難を軽減する

観察ポイント

呼吸状態

☑ 観察ポイント　■呼吸　■SpO₂　■チアノーゼ

ファロー四徴症では**常に酸素不足**の状態です。呼吸状態の変化に着目し、呼吸数、SpO₂、チアノーゼの程度などを観察します。

無酸素発作と啼泣

☑ 観察ポイント　■啼泣　■意識レベル　■けいれん　■排便状況

手術前は無酸素発作が起きないように予防に努めます。**無酸素発作が生じていないか**はもちろん、**啼泣の状況**を観察し啼泣の起きるタイミングや契機、要因などの情報を収集して、予防に役立てましょう。
排便時の努責も無酸素発作の誘因です。排便状況を観察し便秘にならないように排便コントロールを行います。
無酸素発作が起きた場合には、膝胸位や蹲踞の姿勢をとって重症化を防ぎましょう。

無酸素発作時の姿勢（膝胸位）

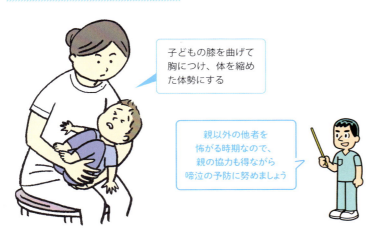

子どもの膝を曲げて胸につけ、体を縮めた体勢にする

親以外の他者を怖がる時期なので、親の協力も得ながら啼泣の予防に努めましょう

Link　バイタルサイン（呼吸P.30）　SpO₂ P.79　チアノーゼP.31　意識レベルP.51

がん薬物療法/がん放射線療法

基礎知識

概要

がん薬物療法は**抗がん薬による治療**、がん放射線療法は**放射線をがんに照射する治療**です。がんの治療には手術療法、薬物療法、放射線療法があり、それぞれ特徴があります。

がん治療では疾患や患者さんの状態に合わせてこれらの治療法を単独で、または、組み合わせて使用します（**集学的治療法**）。

がん治療の種類と特徴

手術療法	薬物療法	放射線療法
● 手術でがんを取り除く ● がんを完全に取り除ける可能性がある ● 放射線療法や薬物療法と比較して、がんがすぐになくなる ● がんが完全に取り除けない可能性もある ● 入院が必要 ● 身体侵襲が大きい ● 術後合併症のリスクがある ● 術後回復に時間がかかる場合がある	● 抗がん薬でがんを治療する ● 転移がんにも効果がある ● 患者に合わせて薬剤の投与経路を選択できる ● （手術と比べて）侵襲が小さい ● 外来通院でも実施できる ● 薬物療法特有の副作用がある	● 放射線をがんに照射して、がんを縮小、消失させる ● 周囲の健康な組織への影響を最小にできる ● （手術と比べて）侵襲が小さい ● 外来通院でも実施できる ● 放射線療法特有の副作用がある

観察ポイント

がん薬物療法の観察ポイント

副作用

 観察ポイント　■下表

がん薬物療法の副作用は**時間の経過とともに変化する**という特徴があります。副作用は使用する薬剤によって異なるため、必ず添付文書などで確認しましょう。

副作用の出現時期

投与直後から1週間	1週間から3週間	3週間以降
● 悪心、嘔吐 ● アレルギー反応 ● 血圧低下、不整脈 ● 呼吸困難 ● 下痢、便秘 ● 食欲低下 ● 全身倦怠感	● 口内炎 ● 下痢、便秘 ● 全身倦怠感 ● 骨髄抑制 ● 貧血 ● 肝機能障害 ● 腎機能障害 ● 心機能障害	● 手指や足趾のしびれ ● 耳鳴り ● 脱毛

骨髄抑制で注意すべき症状

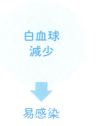

白血球減少 → **易感染**
感染症を発症しやすく、発症時は重症化しやすくなる

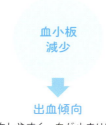

血小板減少 → **出血傾向**
出血しやすく、血が止まりにくくなる

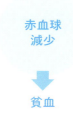

赤血球減少 → **貧血**
頭痛、倦怠感、労作時の息切れなどが出現する

好中球数減少の程度と感染リスク

好中球(/μL)	感染リスク
1,000～1,500	低い
500～1,000	中等度
500以下	高い（重症感染症が増加）
100以下	致命的感染症（敗血症）を起こしやすい

※好中球数(/μL)は、白血球数(/μL)×好中球の割合（％）で算出する
山口美沙：発熱性好中球減少症(FN). がん看護 2009；14(2)：193. より一部改変して引用

血小板数と出血リスク

血小板(/μL)	出血リスク・症状
100,000	● 止血に時間がかかる状態
50,000	● 物理的な刺激によって出血が起こりやすい状態 ▼ 粘膜出血：歯肉出血、鼻出血が起こりやすい ▼ 皮下出血：点状出血、斑状出血が起こりやすい
30,000	● 軽い刺激でも出血する状態 ● 臓器出血の可能性 ▼ 消化管出血、血尿、喀血、眼底出血、性器出血、関節出血が起こりやすい
10,000	● 物理的な刺激がなくても出血が起こりやすい状態 ● 致命的出血の可能性（脳内出血）がある

山口美沙：発熱性好中球減少症(FN). がん看護 2009；14(2)：193. より引用

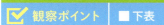

がん放射線療法の観察ポイント

急性期有害事象、晩期有害事象

☑ **観察ポイント** ■下表

治療開始後から出現する**急性期有害事象**、治療後数か月以降に出現する**晩期有害事象**とよばれる症状に注意が必要です。急性期有害事象や晩期有害事象の症状は**放射線を照射する部位**によって異なります。

放射線療法の有害事象

放射線を照射する部位	急性期有害事象	晩期有害事象
頭部	● 脱毛　● 悪心　● 食欲低下　● 頭痛	● 脳壊死　● 白内障
眼	● 結膜炎　● 角膜炎	―
口腔・頸部	● 口内炎　● 喉頭炎	● 口腔内乾燥症　● 開口障害
脊髄	―	● 放射線脊髄炎
胸部	● 食道炎　● 放射線肺炎	● 食道狭窄・穿孔　● 放射線肺線維症
腹部	● 胃腸炎　● 悪心	● 腸管閉塞　● 腸管穿孔
泌尿器	● 膀胱炎　● 腎炎	● 膀胱萎縮　● 直腸出血　● 腎硬化
皮膚	● 脱毛　● 紅斑　● 水疱形成　● びらん	● 色素沈着　● 萎縮　● 瘢痕　● 潰瘍　● 浮腫
粘膜	● 充血　● 浮腫　● びらん	● 潰瘍　● 穿孔

膀胱留置カテーテル留置中の患者さん

基礎知識

概要

膀胱留置カテーテルは**尿道口から膀胱内にカテーテルを留置**して尿を体外に排出するための管です。膀胱留置カテーテルの留置中には**下図**のようなトラブルが生じやすいため、定期的な観察と管理が必要です。

膀胱留置カテーテルの留置期間が長期になると、**カテーテル関連尿路感染症（CAUTI）**とよばれる尿路感染症が必ず発生するため、早期抜去に努めましょう。

膀胱留置カテーテル

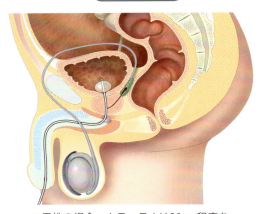

- 男性の場合、カテーテルは20cm程度をめやすに挿入する。

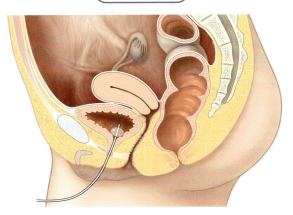

- 女性の場合、カテーテルは5〜7cm程度をめやすに挿入する。

膀胱留置カテーテル留置中に起こるトラブル

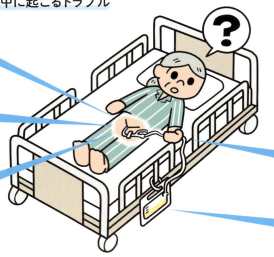

尿路感染
- 上行感染により尿路感染が生じる

尿道口潰瘍・尿道損傷
- カテーテルによって潰瘍や尿道損傷が生じる

皮膚トラブル
- カテーテル固定用テープにより皮膚トラブルが生じる

事故抜去
- 意図せずカテーテルが抜去される

尿が流出しない
- カテーテルが閉塞する

観察ポイント

尿路感染症

☑ 観察ポイント　■体温　■倦怠感　■下腹部痛　■尿の性状

　膀胱留置カテーテル留置中の尿路感染症は、尿道口などから細菌が膀胱内に侵入して起こります。体温や倦怠感、下腹部痛、尿の性状を観察して、**感染徴候**を見逃さないようにしましょう。
　尿路感染予防のために、カテーテル挿入時の**無菌操作の徹底**や、**毎日の陰部洗浄**などで清潔を維持しましょう。また、尿の逆流を防ぐため、蓄尿バッグは**膀胱よりも高い位置に持ち上げない**ようにしましょう。

尿道口の潰瘍や尿道損傷、皮膚トラブル

☑ 観察ポイント　■疼痛　■発赤　■出血　■潰瘍

　膀胱留置カテーテル自体による尿道口や尿道への圧迫によって、尿道口の潰瘍や尿道損傷が生じます。また、カテーテル固定用テープによって皮膚トラブルが生じます。疼痛や皮膚トラブルがないか、**定期的に観察**します。カテーテルの固定位置は**下図**の部位とし、カテーテルには緩みを持たせて、**毎日固定位置を変える**ことで予防できます。

カテーテルの固定位置

テープの貼りかた

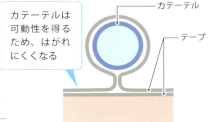

女性	男性
●大腿部か下腹部に固定する	●下腹部に固定する ●陰茎を下肢側に向けて固定すると、陰茎・陰嚢・尿道口や尿道の一部にびらん・潰瘍が起こるおそれがある

①まず皮膚にテープだけを貼る
②その上にΩの形になるようにカテーテルにテープを貼る

カテーテルは可動性を得るため、はがれにくくなる

膀胱結石

☑ 観察ポイント　■下腹部痛　■下腹部の不快感　■膿尿　■血尿

　膀胱留置カテーテルを留置すると、膀胱内に尿がうっ滞して尿中の物質が結晶化しやすくなり、結晶が膀胱内で大きくなると膀胱結石となります。**膀胱結石が生じていないか**、下腹部痛や不快感、膿尿、血尿に注目して観察します。脱水や飲水量不足で尿が濃縮されると膀胱結石ができやすくなるため、**飲水を促す**ことが効果的です。

COLUMN　カテーテル関連尿路感染症（CAUTI）

　カテーテル関連尿路感染症は、膀胱留置カテーテルが原因で生じる尿路感染症です。カテーテルの留置期間が**長期になると必ず発症する**ため、膀胱留置カテーテルを**早期に抜去することが一番の対策**です。膀胱留置カテーテルを留置中から排泄自立に向けた援助を行い、早期抜去をめざしましょう。

Link　バイタルサイン（体温P.17）　発赤（皮膚病変）P.7

周術期（術後）

基礎知識

概要

手術侵襲は患者さんにさまざまな生体反応を引き起こします。手術侵襲からの回復過程を4つに分類したのが**ムーアの分類**で、術後に起こる生体反応が正常なのか異常なのかを判断するのに役立ちます（下表）。

この表の臨床症状で示されている症状は、その時期に患者さんに起こる正常な反応です。術後の患者さんの観察では、臨床症状に示された**症状が出現していること**を確認します。さらに臨床症状以外の症状がないか、**術後に起こりやすい合併症**などに着目して観察します。

ムーアの分類

	第1相	第2相	第3相	第4相
	傷害期（または異化期） 術後から数日間（2〜4日間）	転換期 術後3日前後に始まり、1〜2日間持続する	筋力回復期（または同化期） 術後1週間前後から始まり、術後2〜5週間持続	脂肪蓄積期 術後数か月継続
生体反応の特徴	●神経内分泌系の反応が中心 ●ノルアドレナリン・アドレナリン、副腎皮質刺激ホルモン、コルチゾール（糖質コルチコイド）、抗利尿ホルモン（ADH*）、成長ホルモン、レニン・アンジオテンシン・アルドステロン、グルカゴンの分泌亢進 ●アドレナリンの分泌により、心拍数・収縮力の増加が起こり、循環血液量の維持がはかられる ●ノルアドレナリンの分泌により、血管は収縮し、血圧は維持される ●ADH、アルドステロンの分泌増加による水・Na^+の再吸収の促進により、尿量が減少する ●グルカゴンの分泌により、グリコーゲンのグルコースへの分解が促進される。筋タンパク質や体脂肪が分解され糖新生が亢進する	●神経・内分泌反応が鎮静化に向かい、水・電解質平衡が正常化していく ●ADHやアルドステロンによってサードスペースに貯留していた水分が体循環系へ戻り、Naと過剰な水分は尿として排出される	●タンパク質代謝が同化傾向となり、筋タンパク質量が回復する ●日常生活の正常化	●筋タンパク質の合成が進み、脂肪が蓄積される ●女性では月経が再開するなど性機能の正常化
臨床症状	●体温上昇 ●循環血液量の不足 ●頻脈 ●血糖上昇 ●サードスペースへの水分貯留 ●尿量減少 ●腸蠕動停止または微弱 ●体重減少 ●疼痛 ●活動性の低下 ●無関心 ●無欲求	●体温の正常化 ●脈拍の正常化 ●尿量の増加 ●腸蠕動の回復 ●排ガス ●疼痛の軽減 ●周囲への関心が出る	●バイタルサインの安定 ●活動性の回復 ●食欲の回復 ●筋肉量の回復 ●便通の正常化	●脂肪蓄積による体重の増加 ●体力の回復 ●月経の再開（女性）
創の状態	●術創の疼痛あり ●創部の癒合は弱く、糸を切れば容易に離開	●術創部痛は消失 ●創部は癒合	●術創部痛は完全に消失 ●赤色瘢痕	●白色瘢痕

池上徹，髙橋則子 編：系統看護学講座 別巻 臨床外科看護総論 第12版．医学書院，東京，2023；18-19．を参考に作成

観察ポイント

循環・呼吸状態

☑ **観察ポイント** ■バイタルサイン ■尿量 ■SpO_2 ■チアノーゼ ■痰の有無

術後は急性循環不全や急性腎障害、気道内分泌物による気道閉塞や無気肺などの呼吸器合併症に注意が必要です。バイタルサインと尿量はこまめに測定し、呼吸状態をSpO_2やチアノーゼで観察して、生命維持のための循環・呼吸機能が保たれているかをアセスメントします。

術後出血・感染、疼痛

☑ **観察ポイント** ■出血量 ■創部の状態 ■体温 ■疼痛

術後24時間は術後出血のリスクが高く、出血量が多いと出血性ショックにつながります。創部からの出血量は必ず観察します。また、創部自体を観察して感染徴候がないか、バイタルサインでは体温にも注目して術後感染の早期発見に努めましょう。

深部静脈血栓症、肺血栓塞栓症

☑ **観察ポイント** ■下肢の周囲径 ■胸痛 ■呼吸 ■SpO_2

術後の安静臥床は深部静脈血栓症や肺血栓塞栓症のリスクを高めます。下肢の周囲径やホーマンズ徴候に着目して、深部静脈血栓症が生じていないかを確認します。初回離床時には胸痛や呼吸数、SpO_2を観察して、肺血栓塞栓症の早期発見に努めます。また、弾性ストッキングの着用や足関節の自動・他動運動、水分摂取を促して、発症を予防しましょう。

皮膚トラブル

☑ **観察ポイント** ■皮膚の発赤 ■褥瘡

術後の安静臥床は褥瘡の要因となります。術中に使用した消毒薬が皮膚に残っていたり、ドレーンを固定しているテープなどによる皮膚トラブルにも注意します。皮膚トラブル好発部位を中心に全身をくまなく観察して、発赤があった場合には悪化予防の援助を行います。

イレウス

☑ **観察ポイント** ■腹部膨満 ■腸蠕動音 ■腹痛 ■排便 ■排ガス

全身麻酔の術後は腸蠕動運動が停止しますが、通常48〜72時間以内に回復します。腸蠕動運動が回復しているかを、腹部膨満、腸蠕動音の聴診、腹痛や排便、排ガスの有無で観察します。

Link　バイタルサイン（血圧P.36、脈拍P.24、体温P.17、呼吸P.30）　SpO_2 P.79　チアノーゼP.31　発赤（皮膚病変）P.7
　　　腹部膨満（腹部の視診）P.95, 96　腸蠕動音（腹部の聴診）P.95, 97　腹痛P.94

長期臥床の患者さん（廃用症候群）

基礎知識

概要・原因

長期臥床とは、**長期間にわたり臥床すること**です。ベッド上で安静を強いられる患者さんには、原因疾患による症状以外にさまざまな悪影響が出現します。廃用症候群は、安静臥床などにより**身体機能を使用しないこと**が原因となって**心身の機能低下**が生じることです。

廃用症候群は**高齢者**に起こりやすく、放置すると寝たきりになる可能性があります。さらに、一度起きると回復には非常に時間がかかるという特徴があります。

早期離床やリハビリテーションなどで**心身を活発に動かし機能低下を防ぐ**ことが、廃用症候群の予防につながります。

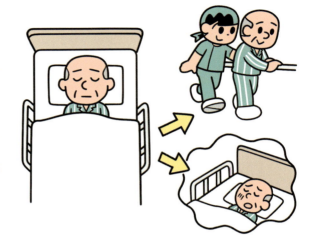

症状

下表の通り、廃用症候群では多彩な症状が現れます。

廃用症候群の症状

❶循環器系	●起立性低血圧 ●深部静脈血栓症 　など	
❷呼吸器系	●肺活量の低下 ●沈下性肺炎 　など	
❸神経系	●うつ ●認知症 　など	
❹皮膚	●褥瘡 　など	
❺消化器系	●嚥下障害 ●食欲低下 ●便秘 　など	
❻筋骨格系	●筋力低下 ●筋萎縮 ●骨萎縮 ●拘縮 　など	

※これらの症状は、複雑に影響し合った状態で出現する

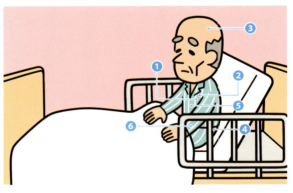

観察ポイント

呼吸状態

☑ 観察ポイント	■呼吸　■呼吸音　■SpO₂　■チアノーゼ

臥位では横隔膜運動に重力の影響がほぼ生じず、横隔膜の運動が小さくなり、呼吸筋の筋力低下も重なり**肺活量が低下**します。そのため、**気道内分泌物の貯留**や**無気肺**が生じます。呼吸状態に注目して、無気肺や肺炎の症状がないかを観察します。

排便状況

☑ **観察ポイント** ■排便(性状、量) ■腸蠕動音 ■腹部膨満感

臥床により腸蠕動運動が低下し、便秘が起こりやすくなります。排便状況は毎日観察し、便秘が疑われる場合にはすぐに介入します。腹部のマッサージや温罨法などで腸蠕動運動を促すケアも考慮しましょう。

皮膚トラブル

☑ **観察ポイント** ■皮膚の状態(発赤、湿潤など)

同一部位に長時間圧迫が加わると褥瘡が発生します。とくに褥瘡の好発部位は毎日観察し、発赤や湿潤などが生じていないかを観察します。定期的に体位変換したり、できるだけ離床することで同一部位への圧迫を避けましょう。

褥瘡好発部位

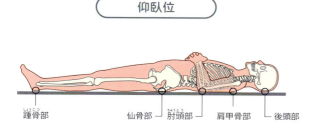
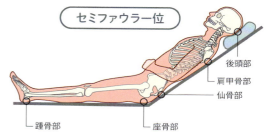
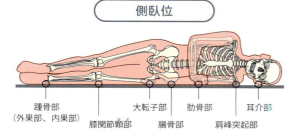

筋力や関節の動き

☑ **観察ポイント** ■MMT ■ROM

筋萎縮や関節運動に制限が生じていないか、MMTやROMを観察します。

栄養状態

☑ **観察ポイント** ■体重 ■食事摂取量
■血液検査データ(血清アルブミン、血清総タンパクなど) ■浮腫

活動性の低下により食事摂取量が減少し、栄養状態の悪化が生じます。体重や食事摂取量、栄養にかかわる血液検査データを観察して栄養状態をアセスメントしましょう。

Link バイタルサイン(呼吸P.30) 呼吸音P.74 SpO₂ P.79 チアノーゼP.31 腸蠕動音(腹部の聴診)P.95, 97
皮膚の状態(皮膚病変)P.7 MMT P.102 ROM P.102 浮腫の観察P.87

〈Part4 略語一覧〉

＊【ADH】antidiuretic hormone：抗利尿ホルモン
＊【AF】atrial fibrillation：心房細動
＊【AFL】atrial flutter：心房粗動
＊【AKI】acute kidney injury：急性腎障害
＊【ALT】alanine aminotransferase：アラニンアミノトランスフェラーゼ
＊【APC】atrial premature contraction：心房性期外収縮
＊【AST】aspartate aminotransferase：アスパラギン酸アミノトランスフェラーゼ
＊【BMI】body mass index：体格指数
＊【BPSD】behavioral and psychological symptoms of dementia：（認知症の）行動・心理症状
＊【CAP】community acquired pneumonia：市中肺炎
＊【CAUTI】catheter-associated urinary tract infection：カテーテル関連尿路感染症
＊【CKD】chronic kidney disease：慢性腎臓病
＊【COPD】chronic obstructive pulmonary disease：慢性閉塞性肺疾患
＊【CVA】costovertebral angle：肋骨脊柱角
＊【ESWL】extracorporeal shock wave lithotripsy：体外衝撃波結石破砕術
＊【f-TUL】flexible-transurethral lithotripsy：軟性鏡による経尿道的結石破砕術
＊【HAP】hospital acquired pneumonia：院内肺炎
＊【Na】natrium：ナトリウム
＊【NHCAP】nursing and healthcare associated pneumonia：医療・介護関連肺炎
＊【PNL】percutaneous nephrolithotripsy：経皮的結石破砕術
＊【PS】pulmonary artery stenosis：肺動脈狭窄（症）
＊【PSVT】paroxysmal supraventricular tachycardia：発作性上室性頻拍
＊【SSS】sick sinus syndrome：洞不全症候群
＊【TOF】tetralogy of Fallot：ファロー四徴症
＊【TUL】transurethral lithotripsy：経尿道的結石破砕術
＊【UTI】urinary tract infection：尿路感染症
＊【VF】ventricular fibrillation：心室細動
＊【VPC】ventricular premature contraction：心室性期外収縮
＊【VSD】ventricular septal defect：心室中隔欠損
＊【VT】ventricular tachycardia：心室頻拍
＊【WPW】Wolff-Parkinson-White：ウォルフ・パーキンソン・ホワイト

〈Part4 参考文献〉

1. 中村充浩, 北島泰子：実習で受け持つ患者さんの基礎疾患, ここに注意！ 基礎疾患からみる 観察ポイントとケア. プチナース 2015；24（3）：22-40.
2. 新見明子 編：根拠がわかる疾患別看護過程. 南江堂, 東京, 2010：29-46.
3. 医療情報科学研究所 編：病気がみえる vol.2 循環器. メディックメディア, 東京, 2010：56-71.
4. 貝瀬友子 他 編：看護学生のためのよくわかるBOOKs 看護学生のための疾患別看護過程（ナーシングプロセス）vol.1. メヂカルフレンド社, 東京, 2011：200-239.
5. 山口瑞穂子 他 監：疾患別看護過程の展開 第3版. Gakken, 東京, 2008：493-523.
6. 長谷川雅美 他 監：改訂版 疾患と看護過程実践ガイド. 医学芸術新社, 東京, 2008：142-154, 300-313, 426-438.
7. 医療情報科学研究所 編：病気がみえる vol.8 腎・泌尿器 第2版. メディックメディア, 東京, 2014：202-223.
8. 医療情報科学研究所 編：病気がみえる vol.3 糖尿病・代謝・内分泌 第4版. メディックメディア, 東京, 2014, 12-29.
9. 医療情報科学研究所 編：病気がみえる vol.4 呼吸器. メディックメディア, 東京, 2013：118-131.
10. 浅田章紀 著, 任和子 監：病期・発達段階の視点でみる疾患別看護過程 誤嚥性肺炎. プチナース 2015；24（5）：2-19.
11. 吉田玉美 著, 任和子 監：病期・発達段階の視点でみる疾患別看護過程 大腿骨頸部／転子部骨折. プチナース 2015；24（9）：2-19.
12. 任和子 著者代表：系統看護学講座 専門分野Ⅰ 基礎看護学3 基礎看護技術Ⅱ. 医学書院, 東京, 2013：54.
13. 和田攻 他 編：看護大辞典 第2版. 医学書院, 東京, 2010：993-994.
14. 日本高血圧学会高血圧治療ガイドライン作成委員会 編：高血圧治療ガイドライン2019. ライフサイエンス出版, 東京, 2019：16, 18, 64-70.
15. 急性腹症診療ガイドライン作成委員会 編：急性腹症診療ガイドライン 2015. 医学書院, 東京, 2015.
16. 井部俊子, 箕輪良行 監：図解 看護・医学事典 第8版. 医学書院, 東京, 2017：76, 559, 715, 725, 745, 818-819, 865.
17. 池田隆徳：特集 不整脈：診断と治療の進歩Ⅰ 病態と診断の進歩 1. 不整脈の種類と分類. 日本内科学会雑誌 2006；95（2）, 196-202.
18. 大八木秀和 監：患者がみえる新しい「病気の教科書」かんテキ 循環器. メディカ出版, 東京, 2019：176-191, 356-358.
19. 日本呼吸器学会成人肺炎診療ガイドライン2024作成委員会 編：成人肺炎診療ガイドライン2024. メディカルレビュー社, 東京, 2024：2-5.
20. 一般社団法人日本小児アレルギー学会 作成：喘息予防・管理ガイドライン2023. 協和企画, 東京, 2023：2-22, 36-48.
21. 日本泌尿器科学会 他 編：尿路結石症診療ガイドライン 第3版 2023年版. 医学図書出版, 東京, 2023：22-24, 183-186.
22. 要伸也 他 編：新体系 看護学全書 専門分野Ⅱ 成人看護学7 腎・泌尿器 第5版. メヂカルフレンド社, 東京, 2022：181-187.
23. 繪本正833 編：ナーシング・グラフィカEX 疾患と看護（8）腎／泌尿器／内分泌・代謝. メディカ出版, 大阪, 2019：172-177.
24. 中島健二 他 編：認知症ハンドブック 第2版. 医学書院, 東京, 2020：2-27, 70-72.
25. 公益社団法人日本看護協会 編：認知症ケアガイドブック. 照林社, 東京, 2016：2-12.
26. 六角僚子 他 監：認知症のある患者さんのアセスメントとケア. ナツメ社, 東京, 2018：18-23.
27. 坂井建雄 著：系統看護学講座 専門基礎分野 人体の構造と機能1 解剖生理学 第11版. 医学書院, 東京, 2022：88-90, 230.
28. 古川亮子, 市江和子：母性・小児実習ぜんぶガイド. 照林社, 東京, 2018：102-105.
29. 山口桂子 他 編：看護判断のための気づきとアセスメント 小児看護. 中央法規出版, 東京, 2021：124-133.
30. 小松浩子 著者代表：系統看護学講座 別巻 がん看護学 第3版. 医学書院, 東京, 2022：144-147, 179-182.
31. 鈴木久美 編：看護学テキストNiCE がん看護 様々な発達段階・治療経過にあるがん患者を支える. 南江堂, 東京, 2021：131-134, 139-140.
32. 中村充浩 他 著：わかるできる看護技術vol.1 根拠からわかる！ 実習で実践できる！ 基礎看護技術. 照林社, 東京, 2022：142, 152-155.
33. 北島泰子, 中村充浩：周術期看護ぜんぶガイド. 照林社, 東京, 2020：61-67, 98-104.
34. 住田真貴 著：看護の現場ですぐに役立つ 腎・泌尿器看護のキホン. 秀和システム, 東京, 2022：99-101.
35. 青木芳隆 他 監：泌尿器科の疾患・治療・ケア そのまんま使える患者説明ダウンロードシートつき. メディカ出版, 大阪, 2022：94-112.

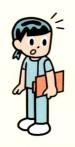

資料 検査値のまとめ

血液検査

略語	項目	基準値
RBC	赤血球数	●男性：430〜570×10⁴/μL ●女性：380〜500×10⁴/μL
Hb	ヘモグロビン	●男性：13.5〜17.5g/dL ●女性：11.5〜15.0g/dL
Ht	ヘマトクリット	●男性：39〜52% ●女性：34〜44%
PLT	血小板数	●15〜34×10⁴/μL
WBC	白血球数	●4,000〜8,000/μL（成人）
―	白血球分画	●好中球：40〜60% ●リンパ球：30〜45% ●好酸球：3〜5% ●単球：3〜6% ●好塩基球：0〜2%

略語	項目	基準値
PT	プロトロンビン時間	●9〜15秒 ●活性：70〜100%
APTT	活性化部分トロンボプラスチン時間	●25〜45秒
TT	トロンボテスト	●70〜130%
Fg	フィブリノーゲン	●155〜415mg/dL
FDP	フィブリン・フィブリノーゲン分解産物	●5μg/mL未満
ESR	赤血球沈降速度	●男性：2〜10mm/時 ●女性：3〜15mm/時

生化学検査・免疫血清検査

略語	項目	基準値
Na	ナトリウム	●137〜145mEq/L
K	カリウム	●3.5〜5.0mEq/L
Ca	カルシウム	●8.4〜10.4mg/dL
Cl	クロール	●98〜108mEq/L
Fe	鉄	●男性：50〜200μg/dL ●女性：40〜180μg/dL
Mg	マグネシウム	●1.7〜2.6mg/dL
P	リン	●2.5〜4.5mg/dL
TP	総タンパク	●6.7〜8.3g/dL
Alb	アルブミン	●3.8〜5.3g/dL
BUN	尿素窒素	●8〜20mg/dL
Cr	クレアチニン	●男性：0.61〜1.04mg/dL ●女性：0.47〜0.79mg/dL
Bil / T-Bil	総ビリルビン	●0.2〜1.0mg/dL
Bil / D-Bil	直接ビリルビン	●0.0〜0.3mg/dL
Bil / I-Bil	間接ビリルビン	●0.1〜0.8mg/dL
BS、GLU	血糖	●70〜109mg/dL
HbA1c	ヘモグロビンエーワンシー	●6.5%（NGSP値）
T-chol	総コレステロール	●120〜219mg/dL
LDL-C	低密度リポタンパク質コレステロール	●65〜139mg/dL
HDL-C	高密度リポタンパク質コレステロール	●40〜65mg/dL

略語	項目	基準値
TG	トリグリセリド	●30〜149mg/dL
リポタンパク / HDL	高密度リポタンパク質	●男性：29〜50% ●女性：34〜53%
リポタンパク / VLDL	超低密度リポタンパク	●男性：8〜29% ●女性：3〜23%
リポタンパク / LDL	低密度リポタンパク質	●男性：30〜55% ●女性：33〜53%
AST	アスパラギン酸アミノトランスフェラーゼ	●10〜40 IU/L
ALT	アラニンアミノトランスフェラーゼ	●5〜45 IU/L
LD（LDH）	乳酸脱水素酵素	●120〜245 IU/L
ALP	アルカリホスファターゼ	●80〜260 IU/L
CK	クレアチンキナーゼ	●男性：57〜197 IU/L ●女性：32〜180 IU/L
CK-MB	クレアチンキナーゼ-MB	●定性：1〜4% ●定量：15〜25 IU/L
AMY	アミラーゼ	●66〜200 IU/L
LIP	リパーゼ	●5〜35 IU/L
γ-GT	ガンマグルタミルトランスフェラーゼ	●男性：10〜50 IU/L ●女性：9〜32 IU/L
ChE	コリンエステラーゼ	●214〜466 IU/L
CRP	C反応性タンパク	●0.30mg/dL未満

西崎祐史，渡邊千登世 編：ケアに生かす検査値ガイド 第2版．照林社，東京，2018．を参考に作成

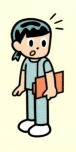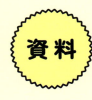

資料 栄養・排泄のアセスメント

栄養のアセスメント

BMI（body mass index）・理想体重

計算式　$BMI = \dfrac{体重（kg）}{[身長（m）]^2}$　　理想体重（kg）＝[身長（m）]² × 22

BMIの判定基準

BMI	判定
18.5未満	低体重（やせ）
18.5以上、25.0未満	普通
25.0以上、30.0未満	肥満1度
30.0以上、35.0未満	肥満2度
35.0以上、40.0未満	肥満3度
40.0以上	肥満4度

参考：日本人の食事摂取基準（2020年度）での目標とするBMIの範囲（成人）
18～49歳：18.5～24.9
50～64歳：20.0～24.9
65歳以上：21.5～24.9

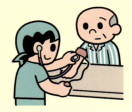

体重変化率（%UBW：% usual body weight）

計算式　$\%UBW = \dfrac{通常時体重（kg）－実測体重（kg）}{通常時体重（kg）} \times 100$

体重変化率の判定基準

1週間で1～2%以上	
1か月で5%以上	➡ 有意な体重変化と判定
3か月で7.5%以上	
6か月で10%以上	

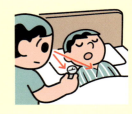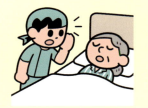

推定エネルギー必要量（kcal/日）

性別	男性			女性		
身体活動レベル[1]（下表参照）	Ⅰ	Ⅱ	Ⅲ	Ⅰ	Ⅱ	Ⅲ
0〜5（月）	—	550	—	—	500	—
6〜8（月）	—	650	—	—	600	—
9〜11（月）	—	700	—	—	650	—
1〜2（歳）	—	950	—	—	900	—
3〜5（歳）	—	1,300	—	—	1,250	—
6〜7（歳）	1,350	1,550	1,750	1,250	1,450	1,650
8〜9（歳）	1,600	1,850	2,100	1,500	1,700	1,900
10〜11（歳）	1,950	2,250	2,500	1,850	2,100	2,350
12〜14（歳）	2,300	2,600	2,900	2,150	2,400	2,700
15〜17（歳）	2,500	2,800	3,150	2,050	2,300	2,550
18〜29（歳）	2,300	2,650	3,050	1,700	2,000	2,300
30〜49（歳）	2,300	2,700	3,050	1,750	2,050	2,350
50〜64（歳）	2,200	2,600	2,950	1,650	1,950	2,250
65〜74（歳）	2,050	2,400	2,750	1,550	1,850	2,100
75以上（歳）[2]	1,800	2,100	—	1,400	1,650	—
妊婦（付加量）[3] 初期					+50	
妊婦（付加量）[3] 中期					+250	
妊婦（付加量）[3] 後期					+450	
授乳婦（付加量）					+350	

1 身体活動レベルは、低い、ふつう、高いの3つのレベルとして、それぞれⅠ、Ⅱ、Ⅲで示した。
2 レベルⅡは自立している者、レベルⅠは自宅にいてほとんど外出しない者に相当する。レベルⅠは高齢者施設で自立に近い状態で過ごしている者にも適用できる値である。
3 妊婦個々の体格や妊娠中の体重増加量および胎児の発育状況の評価を行うことが必要である。
注1：活用にあたっては、食事摂取状況のアセスメント、体重およびBMIの把握を行い、エネルギーの過不足は、体重の変化またはBMIを用いて評価すること。
注2：身体活動レベルⅠの場合、少ないエネルギー消費量に見合った少ないエネルギー摂取量を維持することになるため、健康の保持・増進の観点からは、身体活動量を増加させる必要がある。
厚生労働省：日本人の食事摂取基準（2020年版）より引用

身体活動レベル

	低い（Ⅰ）	ふつう（Ⅱ）	高い（Ⅲ）
身体活動レベル	1.50 （1.40〜1.60）	1.75 （1.60〜1.90）	2.00 （1.90〜2.20）
日常生活の内容	生活の大部分が座位で、静的な活動が中心の場合	座位中心の仕事だが、職場内での移動や立位での作業・接客など、あるいは通勤・買い物・家事、軽いスポーツなどいずれかを含む場合	移動や立位の多い仕事への従事者、あるいはスポーツなど余暇における活発な運動習慣をもっている場合

厚生労働省：日本人の食事摂取基準（2020年版）より引用

排泄のアセスメント

尿の性状

	正常	異常
量	1,000〜1,500mL/日	●無尿：100mL/日以下 ●乏尿：400mL/日以下 ●多尿：2,500mL/日以上
回数	5〜6回/日	●稀尿：2回/日以下 ●頻尿：10回/日以上 ※回数は必ずしも特定できない
比重	1.015〜1.025	●低比重：1.010以下 ●高比重：1.030以上
pH	4.5〜7.4	●酸性尿：4.5以下 ●アルカリ尿：7.4以上
色調	淡黄色〜黄褐色(透明)	●褐色 ●赤褐色 ●黄色 ●乳白色

尿の色調

正常	混濁尿		血尿	
	黄白色混濁尿、膿尿	乳び尿	顕微鏡的血尿	肉眼的血尿
淡黄色〜黄褐色（透明）	●濁っている尿 ●腎・泌尿器感染による白血球の混入（膿尿）、リンパ液混入（乳び尿）などが原因 ●排尿後のpHや温度によって塩類が出たり、女性の腟分泌物が混入した場合は、病的でなくても起こる		●赤血球が混じっている尿 ●膀胱炎、腎・泌尿器の腫瘍、結石などが原因	

便の性状

	正常	異常
量	100〜250g/日	食物繊維性食品の摂取、下痢・便秘で変化
回数	1〜2回/日	便秘：3日以上排便がない状態、または毎日排便があっても残便感がある状態
pH	5.0〜8.0（アルカリ性〜中性）	
色調	黄褐色〜茶褐色	●血便：下部消化管からの出血 ●灰白色便：胆道閉鎖時、バリウム服用後 ●タール便、黒色便：上部消化管出血時

ブリストル便形状スケール

消化管の通過時間	タイプ		形状
非常に遅い（約100時間）	1	便秘	コロコロ便：硬くコロコロした便（ウサギの糞のような便）
	2		硬い便：短く固まった硬い便
	3	正常	やや硬い便：水分が少なく、ひび割れている便
	4		普通便：表面がなめらかで適度なやわらかさの便
	5	下痢	ややわらかい便：水分が多く、ややわらかい便
	6		泥状便：形のない泥のような便
非常に早い（約10時間）	7		水様便：かたまりのない水のような便

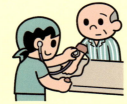

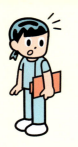

資料 実習メモに貼れる！測定手順・ポイント早見表

バイタルサインの基準値／記入表

バイタルサインの基準値

基準値一覧

	腋窩温（℃）	脈拍数（回/分）	呼吸数（回/分）	血圧（mmHg）収縮期血圧	血圧（mmHg）拡張期血圧
新生児	36.5～37.5	120～140	40～50	60～80	30～50
乳児		100～120	30～40	80～90	60
幼児		90～110	20～30	90～100	60～65
学童		80～90	18～20	100～120	60～70
成人	36.0～37.0	60～90	16～20	110～130	60～80
高齢者		50～70		110～140	60～90

異常のめやす

	発熱（℃）	徐脈（回/分）	頻脈（回/分）	徐呼吸（回/分）	頻呼吸（回/分）	高血圧（mmHg）
新生児	37.5〜以上	—	—	—	—	—
乳児		90以下	200以上	—	—	
幼児		80以下	140～160以上	—	—	
学童		60以下	100以上	—	—	収縮期血圧120以上 または 拡張期血圧70以上
成人	37〜38.0以上			12以下	24以上	収縮期血圧130～135以上 または 拡張期血圧80以上
高齢者						収縮期血圧140以上 または 拡張期血圧90以上

詳細は本書P.68

©照林社 わかるできる看護技術シリーズvol.3資料

バイタルサイン記入表

		基準値（成人）	普段の値	測定値
体温（腋窩温）		36.0〜37.0℃	℃	℃
脈拍	数	60〜90回/分	回/分	回/分
	リズム	整	整・不整	整・不整
	強さ	—	強・弱	強・弱
	左右差	なし	なし・あり	なし・あり
呼吸	数	16〜20回/分	回/分	回/分
	リズム	規則的	規則的・不規則	規則的・不規則
	深さ	—	正常・深い・浅い	正常・深い・浅い
	その他		□呼吸困難 □チアノーゼ □ばち状指 □努力呼吸 □鼻翼呼吸 □シーソー呼吸 □その他	
血圧		139/89mmHg以下	mmHg	mmHg
意識		□JCS・GCS： □意識清明 □傾眠・嗜眠 □昏迷 □半昏睡 □昏睡		
SpO₂		90％以上	％	％

詳細は本書P.14〜57・P.80〜81

©照林社 わかるできる看護技術シリーズvol.3資料

187

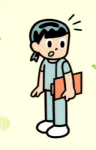

使い方

本書に掲載した一部の手技について、物品と簡略化した手順の流れを、実習時のメモ帳に貼ることができるサイズで一覧にしました。コピーしてメモ帳などに貼って持ち運ぶことで、技術の練習時や実習での実施時にすばやく確認することができます。

※手指衛生、あと片つけなどの手順・物品は省略しています。詳細は手順本文を参照ください。

バイタルサイン測定の流れ／症状に関する問診

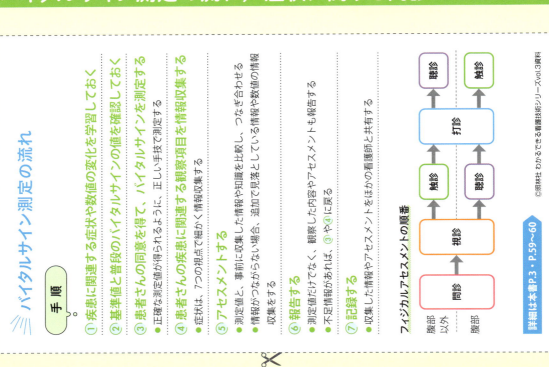

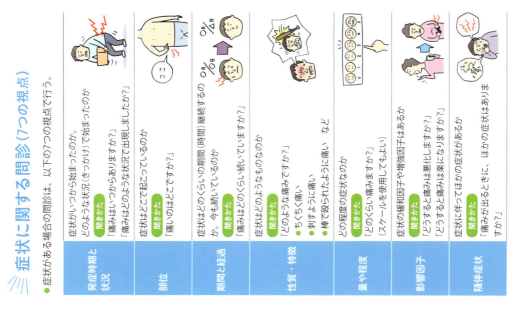

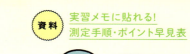
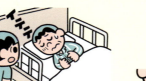
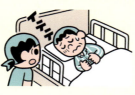

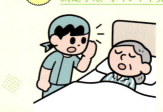

資料 実習メモに貼れる！測定手順・ポイント早見表

体温測定／脈拍・呼吸測定

体温測定（腋窩温）

基準値（成人）：36.0〜37.0℃

必要物品　□体温計　□アルコール綿

手順

① 飲食、運動、入浴後は30分ほど空け、測定前の約10分は腋窩を閉じておく
② 必要物品を準備する。体温計が正常に作動するかを確認する
③ 電源を入れ、体温計の測定準備が整ったことを確認する
④ 寝衣の襟元をゆるめる
⑤ 腋窩の汗は、乾いたタオルで拭き取る
⑥ 体温計を挿入する
  ● 上腕の前方側下方から30〜45°くらいの角度で斜め上方に挿入し、測温部を腋窩の一番深いところにあてる（腋窩最深部は腋窩動脈が走行しており、身体の中心の温度が反映されやすい部位であるため）
⑦ 腋窩を閉じる
  ● 必要時、反対の手で腕を押さえる
⑧ 測定終了の電子音が鳴ったら体温計を外し、測定値を確認する

30〜45°

詳細は本書P.19〜21

©照林社 わかるできる看護技術シリーズvol.3資料

脈拍測定・呼吸測定

基準値（成人）：脈拍60〜90回/分、呼吸16〜20回/分

必要物品　□秒針付きの時計（またはストップウォッチ）

手順

① 飲食、運動、入浴後は30分ほど空けて測定する
② 橈骨動脈が一番強く触れる場所を探す
  ● 第2、3、4指を動脈の走行に沿わせる

〔橈骨動脈の探しかた〕
- 浅めにおさえる
- 深めにおさえる　2mm程度ずつ指をずらす

③ 1分間脈拍の数を測定する
  ● 数を数えながら、脈拍のリズムや強さも観察する
  ● 30秒間測定した値を2倍にすることもあるが、きちんと1分間測定した値に比べると誤差が生じやすくなる
  ● 脈拍の触れかたが弱い場合には、血管の狭窄の可能性があるため左右差を測定する
④ 呼吸数を1分間測定する
  ● 看護師の手を橈骨動脈に置いたまま、患者さんの胸部に目線をうつす
  ● 呼吸のリズムや深さも観察する
⑤ 呼吸困難や努力呼吸の有無、チアノーゼなどを観察する

詳細は本書P.28〜29／P.33

©照林社 わかるできる看護技術シリーズvol.3資料

189

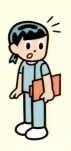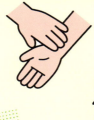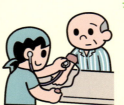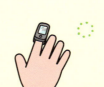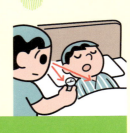

血圧測定

血圧測定①：聴診法・触診法共通（上肢）

基準値（成人・上肢）：110～130／60～80mmHg

必要物品
- □ アネロイド式血圧計　□ 聴診器
- □ アルコール手指消毒薬　□ ビニール袋（ゴミ袋）

聴診器は膜型を使用

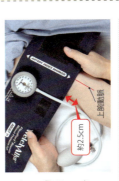

約2.5cm　上腕動脈

手順

① 測定部位を決め、物品の準備をする
- マンシェットの幅は測定部位の周囲径の40％程度
- マンシェットは空気漏れがないことを確認しておく

② 10分ほど安静にしたのちに測定する

③ マンシェットを巻く部位と心臓の高さとを一致させる

④ 衣服で血管が圧迫されないようにして袖をまくる

⑤ マンシェットを上腕に巻く
- 上腕動脈とマンシェットのマーカーを重ねる
- マンシェットの下端が肘窩から約2.5cm上（約2横指上）にくるようにする
- 指が2本入る程度のきつさで巻き付ける

⑥ 文字盤の表示が看護師の真正面にくるようにする

⑦ 聴診法を行う場合は、チェストピースを上腕動脈に置く
- 肘窩の上腕動脈で脈が最も強く触れる場所の上に置く
- このとき、チェストピースをマンシェットの下に入れない

⑧ 看護師の利き手で送気球を持ち、エアリリースバルブを閉じる

⑨ 「触診法あるいは「血圧測定②：聴診法」で血圧を測定する
- 聴診法の手技は「血圧測定②」参照

詳細は本書P.39～45

血圧測定②：聴診法（上肢）

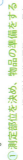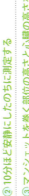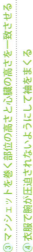

手順

① 「血圧測定①」の準備を終える

② 加圧する
- 問診や触診法で得た患者さんの収縮期血圧より20～30mmHg高い値まで送気球で加圧する

③ 収縮期血圧を測定する
- エアリリースバルブを静かにゆるめ、1秒間に1目盛り（2mmHg）の速さで減圧する
- コロトコフ音が聴こえたらそのときの値を記憶する（収縮期血圧）

④ 拡張期血圧を測定する
- コロトコフ音が聴こえなくなったらそのときの値を記憶する（拡張期血圧）
- そのままの減圧スピードで10mmHg程度減圧してコロトコフ音が再開しないことを確認する
- エアリリースバルブをしっかりゆるめてカフ内の空気をすべて抜き、表示針が0をさしていることを確認する

⑤ マンシェットを患者さんの腕から外す

詳細は本書P.44～45

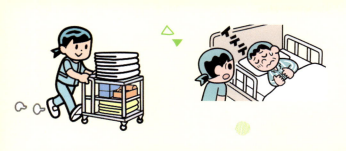

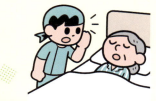

資料 実習メモに貼れる！測定手順・ポイント早見表

意識／効率よく時間を使ったバイタルサイン測定

意識（JCS、GCS）

JCS（ジャパン・コーマ・スケール）

段階	レベル	反応
I 刺激しなくても覚醒している（1桁の点数で表現）	1	だいたい清明だが、今ひとつはっきりしない
	2	時・人・場所がわからない（見当識障害）
	3	自分の名前、生年月日が言えない
II 刺激で覚醒する（2桁の点数で表現）	10	普通の呼びかけで容易に開眼する
	20	大きな声または体を揺さぶれば開眼する
	30	痛み刺激を加えつつ呼びかけを繰り返すとかろうじて開眼する
III 痛み刺激でも覚醒しない（3桁の点数で表現）	100	痛み刺激に対し、払いのけるような動作をする
	200	痛み刺激に対し、少し手足を動かしたり、顔をしかめる
	300	痛み刺激に対してまったく反応しない

※意識清明は「0（ゼロ）」と表現する。必要があれば、患者の状態を付加する。R (restlessness) 暴れている・不穏状態、I (incontinence) 失禁・失便、A (akinetic mutism, apallic state) 自発性がない（例）JCS 10R

GCS（グラスゴー・コーマ・スケール）

段階	反応	スコア
E (eye opening)：開眼機能	自発的に、または普通の呼びかけで開眼する	4点
	強く呼びかけると開眼する	3点
	痛み刺激で開眼する	2点
	痛み刺激でも開眼しない	1点
V (best verbal response)：言語機能	見当識が保たれている	5点
	会話は成立するが見当識が混乱	4点
	発語はみられるが会話は成立しない	3点
	意味のない発声	2点
	発語みられず	1点
	気管挿管などで発声ができない	T (1点)
M (best motor response)：運動機能	命令に従って四肢を動かす	6点
	痛み刺激に対し、手で払いのける	5点
	痛み刺激に対して四肢を引き込める	4点
	痛み刺激に対して緩徐な屈曲運動（除皮質硬直）	3点
	痛み刺激に対して緩徐な伸展運動（除脳硬直）	2点
	運動みられず	1点

詳細は本書P.52～53

©照林社 わかるできる看護技術シリーズvol.3資料

効率よく時間を使ったバイタルサイン測定

手順
- ❶～❻の順で実施する

立つ側 → ❶血圧測定をする側に立つ

反対側 → ❷体温測定 → ❸SpO₂測定

❹脈拍測定、呼吸測定【記録】

❺血圧測定【記録】

❻体温、SpO₂の測定値を確認【記録】

POINT
- まず体温計、パルスオキシメーターを装着してから、脈拍・呼吸・血圧を測定し、最後に体温とSpO₂の値を確認する。測温中に他のバイタルサインを測定することで時間を短縮できる
- 体温計を挿入する際、このあと測定する呼吸数や血圧の測定値に影響しないよう、以下を伝える
  ▶電子音が鳴っても動かさないでほしいこと
  ▶バイタルサイン測定が完了するまでは話をしないでほしいこと

詳細は本書P.61～62

©照林社 わかるできる看護技術シリーズvol.3資料

191

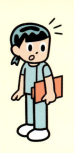
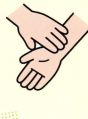
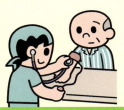
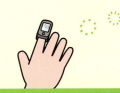
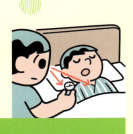

呼吸音の聴診・アセスメント

呼吸音の聴診

必要物品
- ☐ 聴診器　☐ アルコール綿
- ☐ アルコール手指消毒薬　☐ ビニール袋（ゴミ袋）

呼吸音の聴取部位：前面
呼吸音の聴取部位：背面

手順
① 準備をする
- 手指消毒を行う。
- 患者さんの上半身を露出する。
- 患者さんに口で深呼吸をするように繰り返してもらうように伝える。

② 気管呼吸音を聴取する
- 喉頭隆起の左右を聴取する。

③ 肺尖部の呼吸音を聴取する
- 鎖骨の上部のくぼみを左右聴診する。

④ 左右の第2肋間を聴取する。

⑤ 位置をずらしながら、前面を聴診していく（右上図）

⑥ 背部も聴診する（左上図）
- 患者さんの両肩を背部にそらすようにして、肩甲骨の位置を特定し、肩甲骨を避けるから順番に聴診を行う。

第2肋間の見つけかた
❶ 胸骨切痕を見つける
❷ 胸骨切痕の2横指下の胸骨角を見つける
❸ 胸骨角を左にたどり、左第2肋骨を見つける
❹ 第2肋骨の下のくぼみが第2肋間である

詳細は本書P.74～76

©照林社 わかるできる看護技術シリーズvol.3資料

呼吸音のアセスメント

呼吸音と聴取部位・特徴

前面／背面

❶ 気管（支）呼吸音
- 太い気管部位で聴取される
- 粗くて、高い音

❷ 気管支肺胞呼吸音
- 気管分岐部付近で聴取される
- 肺胞呼吸音よりやや高め

❸ 肺胞呼吸音
- 肺野全体で聴取される
- 吸気でよく聴こえ、やわらかく低い音質

音の大きさ：大 ⇔ 小
音の高低：高い ⇔ 低い

副雑音の分類

音の連続性	副雑音の分類と発生機序	聴こえかた
断続的	**細かい断続性副雑音（捻髪音）** 閉塞した肺胞や細い気管支が、吸気時に急激に再開通するときの音	髪をねじったときのような音 ・「プツプツ」 ・「パチパチ」
	粗い断続性副雑音（水泡音） 気道内分泌物の振動音 貯留した分泌物が呼吸運動ではじけた音	お湯が沸騰しているような音 ・「ボコボコ」 ・「ブツブツ」
連続的	**高調性連続性副雑音（笛音・笛声音）** 細い気管支が狭窄して生じる音	笛のような音 ・「ピーピー」
	低調性連続性副雑音（類鼾音・いびき音） 気管やや太めの気管支が狭窄してせいじる音	いびきのような音 ・「グーグー」 ・「ブーブー」
その他	**胸膜摩擦音** 炎症を起こした胸膜がこすれて生じる音	・「ギューッ、ギューッ」 ・「バリッ、バリッ」

詳細は本書P.78～79

©照林社 わかるできる看護技術シリーズvol.3資料

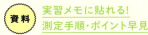

資料 実習メモに貼れる！測定手順・ポイント早見表

報告

フィジカルアセスメントの報告のポイント

報告するタイミング

1. フィジカルアセスメントの実施後、患者さんの状態が変化（悪化）したと判断した場合

2. フィジカルアセスメント実施後、アセスメントに自信がない場合や十分にできない場合

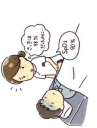

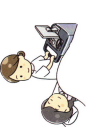

3. 患者さんの状態が落ち着いている場合には、まとめて報告する

POINT
- まとめて報告する場合は、いつ報告をすればよいかを事前に確認しておくのもよい

報告する内容

1. 「フィジカルイグザミネーション」の結果などの事実

Data
呼吸数 26/m
SpO₂ 90%
顔色が青い

2. 「フィジカルイグザミネーション」の結果などの事実をアセスメントした結果

Assessment
Aさんは◯◯の可能性が

詳細は本書P.134

©照林社 わかるできる看護技術シリーズvol.3資料

報告のしかた

手順

① あなたが誰なのかを伝える。次に、誰の情報なのか、患者さんの名前と部屋番号を伝える
- 患者間違いが起こらないよう、患者さんの名前はフルネームで伝える

例：看護学生の○○です。707号室のあらかぶらがみつひろさんの…

② なにを報告するのかを伝える
- 緊急か通常の報告か、相談かを相手に伝える

例：…バイタルサインを測定したので、報告します。

③ 最も優先順位の高い情報から伝える
- 異常がある場合には異常な点から伝える

例：体温が38度6分で、顔色が青白く、悪寒戦慄がありました。

④ 伝えた情報をどのようにアセスメントしたのか、どのようにケアにつなげたのかを伝える

例：午前10時は35度2分だったので、急激な体温上昇が起こっています。××と考えられるため、悪寒による苦痛を最小限にするため温罨法を実施します。

⑤ すべて伝え終わったら「以上です」と伝え、締めくくる
- 意見を聞きたい場合には「意見をいただきたいのですが」と伝え、続ける

例：報告は以上です。

詳細は本書P.64〜66

©照林社 わかるできる看護技術シリーズvol.3資料

索引

和文

あ

あえぎ呼吸	32
アダムス・ストークス発作	145
圧痛(腹部)	92
圧痛点	99
粗い断続性副雑音	79
鞍関節	100

い

意識	14, 51
GCSでの──の評価	55
JCSでの──の評価	54
──のアセスメントとケア	57
意識混濁	51
意識障害	51
意識清明	51
意識レベル	51
異常呼吸音	78
いびき音	79
異名半盲	124
イレウス	97, 166

う

ウィスパーテスト	128
ウェーバーテスト	128
右心不全	86, 138
運動機能評価	116

え

栄養のアセスメント	184
腋窩温	19
腋窩リンパ節	131, 133

お

黄疸	16, 169
温度覚の観察	118

か

カーテン徴候	129
外呼吸	71
回内・回外検査	121
潰瘍	8
下顎呼吸	32
踵膝試験	121
覚醒度	51

か（続き）

拡張期血圧	36, 48
額部温	21
過呼吸	35
過剰心音	90
ガス交換	71
カテーテル関連尿路感染症	159, 176, 177
可動関節	100
痂皮	8
陥凹(腹部)	96
感音性難聴	128
肝機能障害	168
眼球結膜の黄疸	169
眼球の位置	127
間欠熱	22
渙散	18
肝性脳症	168, 169
関節可動域(ROM)	102, 103
おもな関節と筋肉	101
──のアセスメントとケア	109
──の測定	104, 105
間接対光反射	125, 126, 127
感染予防	11
がん放射線療法	174
放射線療法の有害事象	175
陥没呼吸	32
顔面の観察	123
がん薬物療法	174
関連痛	94

き

奇異呼吸	32
気管(支)呼吸音	78
気管支喘息	150
気管支肺胞呼吸音	78
起坐呼吸	35, 81, 139
基準値	15
検査値	183
小児のバイタルサインの──	63
バイタルサインの──一覧	68
基本肢位	103
客観的情報	5
球関節	100
丘疹	7
急性腎障害	156
急性心不全	138
急性虫垂炎	99
胸郭の形状	73
共同偏視	127
胸膜摩擦音	79

き（続き）

共鳴音	9
鏡面像	167
極期	18, 23
亀裂	8
筋・骨格系のフィジカルアセスメント	100
観察ポイント	102
視診	103
触診	103
問診	103
筋性防御	99

く

クスマウル(大)呼吸	35
口すぼめ呼吸	35, 81
口の観察	129
グラスゴー・コーマ・スケール	52, 53

け

頸静脈の視診	83, 85
頸静脈の視診のアセスメント	86
経皮的動脈血酸素飽和度	79
頸部の観察	130
傾眠	51
稽留熱	22
血圧	14, 36, 49, 83
──に影響するホルモン	37
──のアセスメントとケア	49
──の生理的変動	49
──の調整	37
血圧測定	39
下肢での──	46
上肢での──	39
触診法による──	38, 42
聴診法による──	38, 44
結節	7
結滞	25
血便	93
解熱期	18, 23
健康歴の問診	6
減呼吸	35
見当識障害	52

こ

高血圧	141
高血糖	154, 155
拘縮	109
甲状腺機能亢進症	152
甲状腺機能低下症	152
甲状腺クリーゼ	153
甲状腺の観察	130
拘束性換気障害	147

叩打痛（腹部）・・・・・・・・・92
高調性連続性副雑音・・・・・・・79
紅斑・・・・・・・・・・・・7
誤嚥性肺炎・・・・・・・・・149
鼓音・・・・・・・・・・9, 98
呼吸・・・・・・・・・・14, 30
　異常な——・・・・・・・・・32
　——数・・・・・・・・・30, 34
　——のアセスメントとケア・・34
　——のしくみ・・・・・・・・70
　——の生理的変動・・・・・・34
　——の深さ・・・・・・・・30
　——のリズム・・・・・・・30, 34
呼吸音・・・・・・・・・・・74
　——のアセスメント・・・・・78
　——の聴診・・・・・・・・74
　——の聴取部位・・・・・・76
呼吸器系のフィジカルアセスメント
・・・・・・・・・・・・・70
　観察ポイント・・・・・・・72
　視診・・・・・・・・・・・73
　聴診・・・・・・・・・・・74
　問診・・・・・・・・・・・73
呼吸機能検査・・・・・・・・147
呼吸困難・・・・・・・・・・31
呼吸測定・・・・・・・・・・33
骨髄抑制で注意すべき症状
・・・・・・・・・・・・・175
細かい断続性副雑音・・・・・・79
鼓膜温・・・・・・・・・・・20
コロトコフ音・・・・・・・・48
混合性換気障害・・・・・・・147
昏睡・・・・・・・・・・・・51
昏迷・・・・・・・・・・・・51

さ

最高血圧・・・・・・・・36, 48
最低血圧・・・・・・・・36, 48
左心不全・・・・・・・・86, 138
散瞳・・・・・・・・・・・127

し

シーソー呼吸・・・・・・・・32
色素斑・・・・・・・・・・・7
刺激伝導系・・・・・・・24, 143
視診のポイント・・・・・・・7
弛張熱・・・・・・・・・・・22
膝胸位・・・・・・・・・・173
失見当識・・・・・・・・・・52
紫斑・・・・・・・・・・・・7
四分盲・・・・・・・・・・124
嗜眠・・・・・・・・・・・・51
視野欠損・・・・・・・・・124

視野検査・・・・・・・・・124
車軸関節・・・・・・・・・100
ジャパン・コーマ・スケール・・52
周期熱・・・・・・・・・・・22
収縮期血圧・・・・・・・36, 48
周術期・・・・・・・・・・178
周辺視野欠損・・・・・・・124
主観的情報・・・・・・・・・5
縮瞳・・・・・・・・・・・127
術後・・・・・・・・・・・178
腫瘤・・・・・・・・・・7, 98
循環器系のフィジカルアセスメント
・・・・・・・・・・・・・82
　観察ポイント・・・・・・・84
　視診・・・・・・・・・・・85
　触診・・・・・・・・・・・87
　聴診・・・・・・・・・・・89
　問診・・・・・・・・・・・84
消化器系のフィジカルアセスメント
・・・・・・・・・・・・・91
　観察ポイント・・・・・・・94
　視診・・・・・・・・・95, 96
　触診・・・・・・・・・95, 99
　打診・・・・・・・・・95, 98
　聴診・・・・・・・・・95, 97
　問診・・・・・・・・・・・94
症状に関する問診（7つの視点）
・・・・・・・・・・・・・6
小児のバイタルサイン測定・・63
小脳機能の評価・・・・・・120
触診のポイント・・・・・・・8
褥瘡好発部位・・・・・・・181
徐呼吸・・・・・・・・・・・34
女性化乳房・・・・・・・・168
触覚の観察・・・・・・・・118
除脳硬直・・・・・・・・・・56
徐皮質硬直・・・・・・・・・56
腎盂腎炎・・・・・・・159, 160
心音・・・・・・・・・・83, 89
　——のアセスメントとケア・・90
　——の聴取部位・・・・・・89
　——の聴診・・・・・・・・89
神経系のフィジカルアセスメント
・・・・・・・・・・・・・113
　運動機能評価・・・・・・・116
　観察ポイント・・・・・・・115
　小脳機能の評価・・・・・・120
　表在感覚の観察・・・・・・118
心雑音・・・・・・・・・・・90
身体活動レベル・・・・・・185
心電図・・・・・・・・・・143
心不全・・・・・・・・・・138
腎不全・・・・・・・・・・156

す

錐体路・・・・・・・・・・115
推定エネルギー必要量・・・・・185
水分出納・・・・・・・・・140
水疱・・・・・・・・・・・・7
水泡音・・・・・・・・・・・79
スタンダードプリコーション・・11

せ

脊髄神経・・・・・・・・・114
セットポイント・・・・・・・18
蠕動運動・・・・・・・・・・93
せん妄・・・・・・・・・・・52

そ

側弯症・・・・・・・・・・・73
蹲踞・・・・・・・・・172, 173

た

タール便・・・・・・・・・・93
体温・・・・・・・・・・14, 17
　——のアセスメントとケア・・22
　——の基準値・・・・・・・22
　——の生理的変動・・・・・・22
体温計・・・・・・・・・・・18
体温上昇期・・・・・・・・18, 23
体温測定・・・・・・・・・・19
　腋窩温の測定・・・・・・・19
　額部温の測定・・・・・・・21
　鼓膜温の測定・・・・・・・20
　——の部位・・・・・・・・18
体温調節・・・・・・・・・・17
対光反射の観察・・・・・125, 126
体重変化率・・・・・・・・184
体循環・・・・・・・・・・・82
体性痛・・・・・・・・・・・94
大腿骨頸部骨折・・・・・・170
大腿骨転子部骨折・・・・・170
楕円関節・・・・・・・・・100
濁音・・・・・・・・・・9, 98
打診のポイント・・・・・・・9
弾性ストッキング・・・・・171

ち

チアノーゼ・・・・・・・・・31
チェーンストークス呼吸・・・35
中核症状（認知機能障害）・・165
中心静脈圧・・・・・・83, 85, 86
長期臥床・・・・・・・・・180
聴診間隙・・・・・・・・・・48
聴診器・・・・・・・・・9, 10
聴診のポイント・・・・・・・9

腸蠕動音‥‥‥‥‥‥ 93, 97
　──のアセスメント‥‥‥‥ 97
蝶番関節‥‥‥‥‥‥‥‥ 100
腸閉塞‥‥‥‥‥‥‥‥ 97, 166
直接対光反射‥‥ 125, 126, 127

つ

痛覚の観察‥‥‥‥‥‥‥ 118
つぎ足歩行試験‥‥‥‥‥ 120

て

低血糖‥‥‥‥‥‥‥‥‥ 155
ディストラクション‥‥‥‥ 63
低調性連続性副雑音‥‥‥‥ 79
笛音・笛声音‥‥‥‥‥‥‥ 79
デルマトーム‥‥‥‥‥‥ 119
伝音性難聴‥‥‥‥‥‥‥ 128

と

頭蓋内圧亢進症状‥‥‥‥ 163
頭頸部・感覚器の
フィジカルアセスメント‥‥ 122
　顔面の観察‥‥‥‥‥‥ 123
　口の観察‥‥‥‥‥‥‥ 129
　頸静脈の視診‥‥‥‥ 83, 85
　頸部の観察‥‥‥‥‥‥ 130
　視野検査‥‥‥‥‥‥‥ 124
　対光反射の観察‥‥‥‥ 125
　瞳孔の観察‥‥‥‥‥‥ 125
　耳の観察‥‥‥‥‥‥‥ 128
瞳孔のアセスメント‥‥‥ 127
瞳孔の観察（瞳孔径の計測）
‥‥‥‥‥‥‥‥‥ 125, 126
瞳孔不同‥‥‥‥‥‥‥‥ 127
糖尿病‥‥‥‥‥‥‥‥‥ 154
同名半盲‥‥‥‥‥‥‥‥ 124
動揺胸郭‥‥‥‥‥‥‥‥‥ 32
徒手筋力検査（MMT）
‥‥‥‥‥‥ 102, 109, 110
努力呼吸‥‥‥‥‥‥ 31, 32

な

内呼吸‥‥‥‥‥‥‥‥‥‥ 71
内臓痛‥‥‥‥‥‥‥‥‥‥ 94

に

ニボー像‥‥‥‥‥‥‥‥ 167
乳房・腋窩の
フィジカルアセスメント‥‥ 131
　観察ポイント‥‥‥‥‥ 132
　視診‥‥‥‥‥‥‥‥‥ 132
　触診‥‥‥‥‥‥‥‥‥ 132
　問診‥‥‥‥‥‥‥‥‥ 132

乳房の領域‥‥‥‥‥‥‥ 132
尿のアセスメント‥‥‥‥ 186
尿道炎‥‥‥‥‥‥‥ 159, 160
尿毒症‥‥‥‥‥‥‥‥‥ 156
尿路感染症‥‥‥‥‥‥‥ 159
尿路結石‥‥‥‥‥‥‥‥ 158
認知症‥‥‥‥‥‥‥‥‥ 164
認知症の行動・心理症状‥‥ 165

ね

熱型‥‥‥‥‥‥‥‥‥‥‥ 22
捻髪音‥‥‥‥‥‥‥‥‥‥ 79

の

脳梗塞‥‥‥‥‥‥‥‥‥ 161
脳出血‥‥‥‥‥‥‥‥‥ 161
脳神経‥‥‥‥‥‥‥ 114, 122
膿疱‥‥‥‥‥‥‥‥‥‥‥ 7

は

肺炎‥‥‥‥‥‥‥‥‥‥ 148
肺循環‥‥‥‥‥‥‥‥‥‥ 82
排泄のアセスメント‥‥‥ 186
バイタルサイン‥‥‥‥‥‥ 14
　効率よく時間を使った──測定
‥‥‥‥‥‥‥‥‥‥‥ 61
　──測定のタイミング‥‥ 15
　──測定のながれ‥‥‥‥ 59
　──測定のポイント‥‥‥ 58
　──測定の目的‥‥‥‥‥ 14
　──の基準値一覧‥‥‥‥ 68
　──の記録‥‥‥‥‥‥‥ 67
　──の報告‥‥‥‥‥‥‥ 64
肺胞呼吸音‥‥‥‥‥‥‥‥ 78
廃用症候群‥‥‥‥‥ 162, 180
白斑‥‥‥‥‥‥‥‥‥‥‥ 7
波状熱‥‥‥‥‥‥‥‥‥‥ 22
ばち状指‥‥‥‥‥ 32, 172, 173
発熱‥‥‥‥‥‥‥‥‥‥‥ 18
鳩胸‥‥‥‥‥‥‥‥‥‥‥ 73
鼻指鼻試験‥‥‥‥‥‥‥ 121
羽ばたき振戦‥‥‥‥‥‥ 169
バレー徴候‥‥‥‥‥ 116, 117
瘢痕‥‥‥‥‥‥‥‥‥‥‥ 8
半昏睡‥‥‥‥‥‥‥‥‥‥ 51
反跳痛‥‥‥‥‥‥‥‥‥‥ 99

ひ

ビア樽状胸郭‥‥‥‥‥ 73, 147
ピークフロー‥‥‥‥‥‥ 151
ピークフローメーター‥‥‥ 151
ビオー呼吸‥‥‥‥‥‥‥‥ 35
皮膚線条‥‥‥‥‥‥‥‥‥ 96

皮膚病変‥‥‥‥‥‥‥‥‥ 7
表在感覚の観察‥‥‥‥‥ 118
　──のアセスメント‥‥‥ 119
標準予防策‥‥‥‥‥‥‥‥ 11
表皮剥離‥‥‥‥‥‥‥‥‥ 8
鼻翼呼吸‥‥‥‥‥‥‥‥‥ 32
びらん‥‥‥‥‥‥‥‥‥‥ 8
頻呼吸‥‥‥‥‥‥‥‥‥‥ 34

ふ

ファロー四徴症‥‥‥‥‥ 172
フィジカルアセスメント‥‥‥ 2
　──実施時の注意点‥‥‥‥ 4
　──の順番‥‥‥‥‥‥‥‥ 3
　──のすすめかた‥‥‥‥‥ 3
　──の報告‥‥‥‥‥‥‥ 134
　──の目的‥‥‥‥‥‥‥‥ 2
フィジカルイグザミネーション‥‥ 2
副雑音‥‥‥‥‥‥‥‥ 78, 79
腹水‥‥‥‥‥‥‥ 98, 168, 169
腹痛‥‥‥‥‥‥‥‥‥‥‥ 92
腹部のアセスメント
‥‥‥‥ 94, 95, 96, 97, 98, 99
腹部の区分法‥‥‥‥‥‥‥ 91
腹壁皮下静脈怒張‥‥‥‥ 96, 168
浮腫‥‥‥‥‥‥‥ 83, 140, 168
　──のアセスメントとケア‥‥ 88
　──の観察‥‥‥‥‥‥‥‥ 87
　──の評価スケール‥‥‥‥ 88
不整脈‥‥‥‥‥‥‥‥‥ 143
ブリストル便形状スケール‥‥ 186
ブルンベルグ徴候‥‥‥‥‥ 99
フレイルチェスト‥‥‥‥‥ 32
プレパレーション‥‥‥‥‥ 63
分利‥‥‥‥‥‥‥‥‥‥‥ 18

へ

閉塞性換気障害‥‥‥‥‥ 147
平面関節‥‥‥‥‥‥‥‥ 100
ベル型‥‥‥‥‥‥‥‥ 9, 10
ヘルスアセスメント‥‥‥‥‥ 2
片側全盲‥‥‥‥‥‥‥‥ 124
便のアセスメント‥‥‥‥ 186

ほ

膀胱炎‥‥‥‥‥‥‥ 159, 160
膀胱留置カテーテル留置中
‥‥‥‥‥‥‥‥‥‥‥ 176
膨隆（腹部）‥‥‥‥‥‥‥ 96
発作性夜間呼吸困難‥‥‥‥ 139
ボルグ（Borg）スケール‥‥‥ 31

ま

- 膜型・・・・・・・・・・・・・・・・・9, 10
- マックバーネー点・・・・・・・・・99
- 麻痺の分類・・・・・・・・・・・・112
- マンシェットの幅・・・・・・39, 40
- 慢性腎臓病・・・・・・・・・・・・156
  - ——に対する食事療法基準
    ・・・・・・・・・・・・・・・・・157
- 慢性心不全・・・・・・・・・・・・138
- 慢性閉塞性肺疾患（COPD）
  ・・・・・・・・・・・・・・・・・・146

み

- 耳の観察・・・・・・・・・・・・・・128
- 脈圧・・・・・・・・・・・・・・・・・・36
- 脈の探しかた・・・・・・・・・・・・42
- 脈拍・・・・・・・・・・・14, 24, 83
  - 橈骨動脈による——測定・・・28
  - ——数・・・・・・・・・・・・24, 29
  - ——のアセスメントとケア・・29
  - ——の生理的変動・・・・・・・・29
  - ——の測定部位・・・・・・・・・26
  - ——の強さ・・・・・・・・・・・・25
  - ——のリズム・・・・・・・・・・・24
- ミンガッツィーニ試験・・116, 117

む

- ムーアの分類・・・・・・・・・・・178
- 無呼吸・・・・・・・・・・・・・・・・34

め

- メデューサの頭・・・・・・・96, 168

も

- もうろう状態・・・・・・・・・・・・52
- もの忘れ・・・・・・・・・・・・・・164
- 問診のポイント・・・・・・・・・・・5
- 門脈圧亢進・・・・・・・・・・・・168

ら

- ランツ点・・・・・・・・・・・・・・・99

り

- 理想体重・・・・・・・・・・・・・・184
- 良肢位・・・・・・・・・・・・・・・・103
- 鱗屑・・・・・・・・・・・・・・・・・・・8
- リンネテスト・・・・・・・・・・・128

る

- 類鼾音・・・・・・・・・・・・・・・・79

れ

- 冷罨法・・・・・・・・・・・・・・・・23

ろ

- 労作性呼吸困難・・・・・・139, 146
- 漏斗胸・・・・・・・・・・・・・・・・73
- ロンベルグ試験・・・・・・・・・120

欧文・略語・記号

- 1型糖尿病・・・・・・・・・・・・154
- 2型糖尿病・・・・・・・・・・・・154
- 4区分法・・・・・・・・・・・・・・91
- 7つの視点（症状に関する問診）
  ・・・・・・・・・・・・・・・・・・・6
- 9区分法・・・・・・・・・・・・・・91
- AKI・・・・・・・・・・・・・・・・156
- BMI・・・・・・・・・・・・・・・・184
- BPSD・・・・・・・・・・・・・・・165
- CAUTI・・・・・・・159, 176, 177
- CKD・・・・・・・・・・・・・・・・156
- COPD・・・・・・・・・・・・・・・146
- GCS・・・・・・・・・・52, 53, 55
- JCS・・・・・・・・・・・・・52, 54
- mMRC息切れスケール・・・・・31
- MMT・・・・・・・102, 109, 110
- ROM・・・・・・・・・・102, 104
- SpO_2・・・・・・・・・・・・14, 79
  - ——測定・・・・・・・・・・・・・80
  - ——のアセスメント・・・・・・81
- TOF・・・・・・・・・・・・・・・・172
- UTI・・・・・・・・・・・・・・・・159
- %UBW・・・・・・・・・・・・・・184

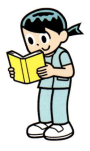

本書は、2019年2月25日第1版第1刷発行の
『プチナースBOOKS わかる！ 使える！ バイタルサイン・フィジカルアセスメント』を
改訂、改題したものです。

わかるできる看護技術 vol.3
根拠からわかる！ 実習で実践できる！
フィジカルアセスメント

2019年2月25日　第1版第1刷発行	著　者	中村　充浩
2024年9月30日　第2版第1刷発行	発行者	有賀　洋文
	発行所	株式会社 照林社
		〒112-0002
		東京都文京区小石川2丁目3-23
		電　話　03-3815-4921（編集）
		03-5689-7377（営業）
		https://www.shorinsha.co.jp/
	印刷所	大日本印刷株式会社

●本書に掲載された著作物（記事・写真・イラスト等）の翻訳・複写・転載・データベースへの取り込み、および送信に関する許諾権は、照林社が保有します。
●本書の無断複写は、著作権法上の例外を除き禁じられています。本書を複写される場合は、事前に許諾を受けてください。また、本書をスキャンしてPDF化するなどの電子化は、私的使用に限り著作権法上認められていますが、代行業者等の第三者による電子データ化および書籍化は、いかなる場合も認められていません。
●万一、落丁・乱丁などの不良品がございましたら、「制作部」あてにお送りください。送料小社負担にて良品とお取り替えいたします（制作部☎0120-87-1174）。

検印省略（定価はカバーに表示してあります）
ISBN978-4-7965-2629-6
©Mitsuhiro Nakamura/2024/Printed in Japan